LA COORDINATION MOTRICE

ASPECT MÉCANIQUE DE L'ORGANISATION

PSYCHO-MOTRICE DE L'HOMME

PAR

S. PIRET ET M.M. BÉZIERS

PEETERS

LOUVAIN-PARIS

1986

© Peeters – Bondgenotenlaan 153 – 3000 Leuven, Belgique

ISBN 978-90-429-2188-7
D/2008/0602/159

LA COORDINATION MOTRICE

ASPECT MÉCANIQUE
DE L'ORGANISATION PSYCHO-MOTRICE DE L'HOMME

PRÉFACE À LA SECONDE ÉDITION

A l'époque de la première parution de cet ouvrage, en 1971, le monde occidental semblait encore occuper l'épicentre d'un séisme culturel, dont les secousses tendaient à basculer de leur socle des structures longtemps vénérées, des catégories tenues pour inébranlables. Une de celles-là était l'ancien clivage entre le corps et l'esprit, dichotomie conceptuelle à laquelle la civilisation occidentale doit à la fois de belles conquêtes culturelles et des dérèglements désastreux. Au schéma de ce couple infernal, divers mouvements philosophiques et psychologiques étaient venus, à une époque plus récente, apporter de cinglants démentis. C'est ainsi que l'analyse phénoménologique de la perception et la psychologie de la forme avaient ouvert, grâce aux théories de la structuration de l'espace et du «corps vécu», des perspectives permettant de dépasser les anciennes conceptions du corps comme machine, comme organe exécutif ou comme objet d'appartenance. Mais ces avancées conceptuelles ne s'étaient pas traduites à la même époque par une prise de conscience équivalente à l'échelle de toute une société. Il fallait pour cela qu'une certaine civilisation d'abondance jointe à une tardive reconnaissance des civilisations orientales en offre les conditions indispensables. Celles-ci étant réunies dans les années soixante, on vit naître et prospérer une «culture du corps», une industrie des «soins du corps», et une technologie biomédicale permettant à la fois les performances d'une diététique raffinée et les prouesses d'une chirurgie plastique.

Mais le nouveau regard sur le corps n'ouvrit pas pour autant la voie à une vision intégrée de celui-ci comme centre focal du mouvement. La tentation restait forte, par exemple, de prendre la motricité comme une structure isolée, qu'on pouvait à loisir étudier, dans ces états normaux et déréglés, sans s'aviser qu'elle est constamment embrayée sur une vie psychique, affective et relationnelle. Ce fut particulièrement frappant pour une certaine kinésithérapie qui appliquait une «gymnastique» sans doute capable de débloquer un mecanisme grippé, mais qui échouait souvent dans les cas de troubles psycho-moteurs, faute de les replacer dans l'organisation globale de la coordination motrice. C'est que, ignorante ou oublieuse des véritables finalités de celle-ci, dépourvue aussi d'une vue d'ensemble du corps humain comme lieu d'échange et instance relationnelle, elle se bornait à soigner des conséquences en aval sans remonter aux causes en amont. A l'autre bout du réseau, les thérapeutes en psychologie ou en psychiatrie n'étaient pas toujours prêts à considérer que les troubles de comportement ou d'attitude chez leurs malades pouvaient en partie s'expliquer par une coordination motrice défectueuse et que celle-ci appelait des soins autres que le traitement psychique ou chimique.

Les spécialistes des deux bords pouvaient d'ailleurs trouver les fondements théoriques et la caution scientifique de leurs pratiques respectives dans une série de traités où une technicité de haute volée ne parvenait pas à cacher l'absence d'une vision unifiée de la motricité et du psychisme.

C'est avec ce type d'ouvrages, largement majoritaire à l'époque, et qui n'a pas encore perdu la faveur des éditeurs aujourd'hui, qu'entendait trancher *La Coordination Motrice* en 1971 *. Basé sur une longue pratique rééducative, étayé par la patiente observation d'une motricité défectueuse tant chez l'enfant que chez l'adolescent et l'adulte, nourri enfin par une réflexion sur les finalités psychomotrices de l'homme, l'ouvrage se voulut une synthèse de la structuration du mouvement chez l'espèce humaine. S'il a su se montrer à la hauteur de son ambition, il le doit avant tout à Suzanne PIRET qui fut, jusqu'à sa disparition en 1977, la cheville ouvrière de cette entreprise. Elle réussit en effet à faire partager et transmettre une réorientation radicale de la kinésithérapie et une refonte des mentalités chez ceux qui la pratiquent. Car une juste appréciation de la motricité perturbée et la meilleure façon d'y remédier n'impliquent pas seulement des connaissances précises de l'anatomie et de la physiologie humaines. Elles demandent aussi que cette infrastructure soit projetée sur des fonctions typiques de la mécanique corporelle. Elles exigent enfin que celles-ci soient intégrées dans l'optique d'une vie psychique par laquelle le corps mécanique s'érige en «corps vécu», situé dans l'espace-temps, et devient par là même foyer et carrefour de la relation avec autrui. C'est dans cette perspective que nous avons continué et que nous sommes décidée, avec Yva HUNSINGER, à poursuivre aujourd'hui encore notre recherche.

Depuis sa première parution, le présent ouvrage a rempli le double rôle de référence théorique et de vade-mecum du praticien. C'est dans ce même esprit qu'il convient de prendre cette seconde édition. En effet, devant la demande répétée de lecteurs potentiels — médecins, psychologues, kinésithérapeutes, psychomotriciens, professeurs d'éducation physique et enseignants de yoga — que les libraires ne parvenaient plus à satisfaire depuis l'épuisement du premier tirage, nous avons jugé utile de faire procéder à une seconde édition. Si la synthèse qu'elle offre et les perspectives qu'elle ouvre sont aujourd'hui mieux connues et appréciées, il reste que la pratique rééducative se ressent encore cruellement de l'absence d'une vision intégrée de la coordination motrice. Lui en offrir une est aussi l'ambition de cet ouvrage.

Il serait cependant faux d'en conclure que ces pages s'adressent à un public strictement médical. En effet avec Suzanne PIRET nous avons voulu que les notions artistiques de volume et de forme, toujours présentes dans notre recherche, soient assez signifiantes dans ce livre pour interpeller les créateurs qui les utilisent. Or depuis une décennie, en réponse à notre attente, des lecteurs pratiquant des disciplines très différentes nous ont contactée pour nous signaler des angles d'attaque féconds et des applications prometteuses. Tantôt des architectes se dirent séduits par notre vision de la structure corporelle, construction dont l'équilibre est assuré par un jeu de tensions, de forces transmises et reportées. Une coordination motrice ainsi conçue ouvre en effet une perspective permettant d'imaginer des formes architecturales «à la mesure de l'homme», qui soient à la fois fonctionnelles et harmonieuses. Tantôt ce furent des chorégraphes, danseurs ou autres artistes concernés par le mouvement et le déplacement dans l'espace, qui trouvèrent de nouvelles possibilités d'expression dans l'organisation en forme de ∞ de la coordination motrice. Des peintres et des sculpteurs aussi y lurent une

* Une traduction italienne de *La Coordination Motrice* a paru en 1975.

intuition du corps qui renoue avec l'ancienne problématique des proportions et des tensions. Nous avons été particulièrement sensible à ces différentes applications ou interprétations artistiques, qui relèvent plus de la correspondance profonde que de la coïncidence fortuite. Et puis, il y a ceux à qui l'ouvrage a apporté une connaissance de l'organisation de leur corps et qui ont trouvé dans cette connaissance et le travail qu'il entraîne sur eux-mêmes les bases de la concentration et de l'intériorisation, ce qui constitue la réalisation d'un des souhaits les plus chers de Suzanne PIRET. Il y a enfin ceux qui, dans l'enseignement, ont transmis les bases de la coordination motrice dans l'organisation psychomotrice de l'enfant, ceux qui ont intégré et vécu cette coordination motrice et qui, en tant que parents ou éducateurs, la transmettent à leurs enfants dès le premier âge. Les nombreux échanges que nous avons avec les parents dans ce domaine sont pour nous porteurs d'espoir. Nous pensons en effet que ces enfants auront la chance de connaître très tôt la richesse de la complexité de l'organisation psychomotrice et qu'ils sauront dès le départ réaliser un développement harmonieux à tous les niveaux: corporel, psychique, relationnel, affectif. Car si le corps humain est le siège du patrimoine de l'espèce, il faut avant tout que ce patrimoine soit préservé chez les «petits d'homme», ceux-là même qui portent l'espoir de l'humanité tout entière.

Marie-Madeleine BÉZIERS
Paris, septembre 1986.

INTRODUCTION

Tous les hommes font les mêmes gestes, mais chacun les fait à sa propre manière. Ecrire, tenir sa fourchette, marcher, monter un escalier ou simplement se tenir debout... correspondent en même temps aux normes de l'espèce et aux caractères personnels.

Quels sont donc les aspects semblables et les caractères personnels d'un mouvement ? Pourquoi y a-t-il une forme de mouvement propre à une attitude psychologique ? L'homme se redresse-t-il avec ses extenseurs ou avec ses fléchisseurs ? Ce sont des questions de tous ordres sur les comportements psycho-moteurs et mécaniques que nous avons été amenés à poser au cours de nombreuses années de pratique; elles nous ont permis d'envisager « un principe » sous-tendant l'organisation du mouvement humain.

Cette introduction pourrait être le thème de conclusion de cette étude mécanique puisqu'il montre comment différentes perturbations modifient le mouvement. Si nous l'introduisons ici, c'est pour que le lecteur puisse suivre l'évolution de notre réflexion telle qu'elle s'est déroulée dans la réalité, et par là, observer avec nous comment nous sont apparues progressivement les composantes du mouvement. Nous avons abordé celui-ci par la kinésithérapie, c'est ainsi que nous avons été amenés à « commencer par le commencement », à savoir, manipuler l'os et le muscle. Nous sommes habitués à considérer l'homme essentiellement « homme » à travers sa pensée, et nous aurions pu aborder le mouvement directement au niveau psycho-moteur, ce qui nous aurait peut-être semblé suffisant pour comprendre le vécu humain. Ainsi n'aurions-nous jamais connu *l'importance fondamentale de la structure du mouvement*.

Les irréversibles scolioses évolutives qui faisaient d'un jeune enfant apparemment épanoui et harmonieux un adolescent déformé, anormal dans son corps, perturbé dans son psychisme, nous ont permis d'observer qu'un scoliotique agit toujours asymétriquement. Pour la scoliose la plus courante, lombaire gauche, dorsale droite, lorsqu'il se penche à droite, il le fait avec sa colonne lombaire électivement, et lorsqu'il se penche à gauche, il n'utilise jamais que sa colonne dorsale; son mouvement ne se répartit pas sur l'ensemble du rachis, ce sont ses gibbosités qui localement s'ouvrent comme des charnières, assurant toute l'amplitude du mouvement; mais parce que ce mouvement ne s'inverse jamais, les charnières ne se referment pas à fond et les gibbosités s'accentuent. Le mouvement est faussé, non seulement au niveau de sa réalisation, mais au niveau des centres chargés de le concevoir, de le programmer; n'étant pas imprimée dans sa perception par le mouvement symétrique, cette programmation même est faussée; il ne peut concevoir un autre mouvement et ainsi perd toute chance de pouvoir le réaliser. C'est ainsi que s'est posée pour nous la nécessité de connaître la mécanique du corps. Scolioses, cypho-lordoses et interférences constantes entre les deux nous ont mis devant l'évidence du mouvement placé constamment dans les trois dimensions de l'espace.

Comment se construit, non seulement la symétrie latérale, mais l'équilibre antéro-postérieur ? A quelle position devons-nous amener nos malades ? Dans ce plan antéro-postérieur où il n'y a pas de symétrie, quel critère adopter ? Celui de la fonction la plus stable et la plus économique, celui aussi qui permet les conditions les plus favorables aux fonctions organiques. Position économique qui est la même pour le tronc que le sujet soit assis ou debout. Position, surtout, qui amène à une constatation capitale : le corps, debout dans des conditions déterminées, jouant avec la pesanteur tient debout par son tonus, par les seules contractions répondant aux oscillations dynamiques de l'être vivant.

Il n'est pas nécessaire d'user d'une grande puissance musculaire pour se tenir debout, stable, mais d'un équilibre juste. Au total, ce qui compte n'est pas de tonifier, mais de placer les muscles dans cette position de fonction afin qu'ils puissent spontanément s'équilibrer. Ce rapport entre antagonistes doit se retrouver, non seulement pour la station debout, mais tout autant pour les positions assises, couchées ou toute position particulière à chaque activité de la journée; le mouvement qui permet de passer de l'une à l'autre harmonieusement conservera donc ce même équilibre. Un mouvement correct donne au corps une forme correcte. Un mouvement déséquilibrant les antagonismes, au contraire, constitue puis aggrave les anomalies. Il n'est donc plus question d'abdominaux hypotoniques ni d'exercices tonifiants, il s'agit de placer bassin et thorax, et tout le corps dans des rapports précis, et l'équilibre du tonus apparaît de lui-même, mais il est nécessaire pour cela de rendre aux tissus leur texture correcte. *Il faut, avec la participation du sujet, modifier l'image qu'il a de son corps et lui faire acquérir ainsi une nouvelle manière de l'utiliser.*

D'autres troubles moteurs nous ont amené à progresser dans cette étude; avec les atteintes neurologiques d'origine centrale, nous nous trouvions devant des altérations de la commande motrice. La mise en place des rapports osseux n'entraînait plus la rééquilibration du tonus comme nous l'avions vu chez les statiques, mais, par contre, lorsque nous placions le corps dans ces mêmes rapports harmonieux, il nous était possible en remplaçant la commande du sujet par une impulsion brusque sur une chaîne de muscles déterminés, provoquant un étirement des muscles antagonistes tel qu'il aurait été dans le geste normal, d'obtenir du sujet que le segment intéressé équilibre pendant quelques instants son tonus pour décrire normalement une phase du mouvement. Il fallait donc pour cela placer le segment dans une position déterminée et remplacer sa commande motrice par celle que nous donnions manuellement.

La sensation ainsi transmise permettait au sujet de percevoir par voie sensitive l'image qu'il aurait obtenue s'il avait lui-même commandé son mouvement. Ainsi, après répétition, parvenait-il à préciser cette image, cette commande, à maintenir la position et dans une mesure plus ou moins importante à retrouver le mouvement, compte tenu de l'âge et de l'atteinte.

Ainsi, il nous est apparu que derrière la variété des mouvements de l'homme normal adaptés à chaque objet et à chaque finalité, nous pouvions retrouver, inscrit dans l'anatomie

même de l'homme, un mouvement de base indépendant de l'objet et du milieu extérieur,
que nous appellerons « mouvement fondamental ».

C'est en cherchant à faire acquérir la notion du mouvement fondamental que nous avons abouti à un troisième groupe d'observations. Certains cas neurologiques, bien que fixés dans des habitudes motrices anormales, perçoivent assez facilement l'image du geste normal, d'autres, beaucoup plus difficilement, soit qu'ils aient une atteinte des centres ou des voies de la sensibilité, soit que les perturbations se situent au niveau de la conception du geste. C'est un nouveau problème très vaste que nous pourrons appeler psycho-moteur.

Tout se passe pour certains comme si les représentations articulaires, musculaires, cutanées, etc., ne transmettaient pas leurs informations. Le sujet cherche à sentir et à reproduire le geste, mais ce n'est plus le déséquilibre du tonus musculaire qui le retient, c'est l'incapacité de sentir quelle commande il faut donner : il perçoit et dissocie très mal les éléments de son corps et ne sait quelle forme et quelle direction donner à son mouvement. Le désir du mouvement n'a aucun moyen de s'exprimer.

Parmi ces enfants, autant de manière d'être que d'individus. Pourtant deux tendances se dessinent : ceux qui sont encombrés d'un corps qu'ils ne connaissent pas, qu'ils ne parviennent pas à utiliser selon leur désir; ils n'en tirent que des gestes mal construits, partiels, limités et trop élémentaires pour leurs besoins réels; ils ne savent jamais comment s'y prendre et tout geste simple pose un problème, ils tendent vers l'apraxie. Ceux qui se sont fait une vie dans l'abstraction; leur corps ne leur permet pas de se situer car l'organisation de celui-ci est trop fruste pour leurs possibilités mentales. Ils ont de forts niveaux intellectuels, auraient besoin de finesse et de complexité de perception et de moyens d'expression qu'ils ne possèdent pas. Ils ont évolué dans le sens qui leur était le plus facile : la réflexion basée sur les observations sensorielles et non sur l'expérimentation motrice.

Tous ces enfants ne sont jamais correctement coordonnés, et à des degrés plus ou moins marqués l'on peut observer à leur attitude, hypertonie des extenseurs avec bascule du bassin en avant et corde des spinaux, surélévation des omoplates par traction des trapèzes, bouche ouverte, genu valgum et pieds plats (il faut les différencier des attitudes statiques incorrectes).

A leur incoordination s'associe un trouble de la structuration temporo-spatiale que les enfants peuvent compenser par des notions visuelles pendant quelques années, mais qui aboutissent souvent à de grosses difficultés scolaires.

Quelle est la cause de leurs troubles ? Peut-être des atteintes neurologiques frustes. Un bon nombre présentent des déséquilibres métaboliques. Les hypertonies des extenseurs, étudiées dans ces cas par le Docteur Denis Wallon les mettent bien en évidence, et font constater qu'une période, même courte, de déséquilibre tonique métabolique, permet de voir se désagréger la coordination. L'enfant a perdu son mouvement correct. Nous voyons l'importance que ceci peut prendre si cette période coïncide avec le moment où l'enfant, pendant la première année particulièrement, découvre et donc fixe dans son schéma corporel une partie du corps correspondant à son stade de développement. Le mouvement perçu incoordonné chez l'enfant de moins d'un an peut donc être gravé ainsi dans l'image et il ne sera jamais exécuté qu'en fonction de cette image, même lorsque l'équilibre métabolique sera rétabli. Il semble alors que les enfants que nous rencontrons plus tard avec des troubles de la coordination aient pu avoir, s'ils ne l'ont encore, un déséquilibre métabolique à la base.

D'autres sujets cependant ont une coordination bien construite, mais ne l'utilisent pas et même dirons-nous, ne l'acceptent pas. Nous sommes là dans le domaine psychologique. Sans entrer dans le détail de ces troubles, disons simplement que l'enfant semble n'utiliser sa maturité motrice qu'en fonction de sa maturité psychologique; s'il ne peut dire le « je » qui le place en face de sa mère, il n'utilise pas son corps en ce qu'il est une unité organisée en un tout, et donc capable d'un « je ». Nous voyons, à l'inverse, des troubles de personnalité d'un tout autre ordre parmi ceux qui ne peuvent, pour des raisons mécaniques, s'organiser dans cette unité et exécuter le « je » que réclamerait leur psychisme.

En fait, tout geste est chargé de psychisme et l'investissement du fait psychologique dans le mouvement est égal à celui de la motricité dans le psychisme. La coordination motrice nous permet de comprendre le mouvement comme un tout organisé, capable de se situer parallèlement au psychisme, avec lui et en face de lui. L'un pourra alors être étudié en fonction de l'autre.

Parce qu'il est complexe, le mécanisme de l'organisation de la motricité est fragile. Pour des raisons variées, mécaniques, neurologiques, métaboliques, psychologiques, l'homme peut perdre cette organisation qui lui est particulière, d'une manière plus ou moins importante. Il entre alors, nous le verrons, dans le sub-normal, voir l'anormal.

Au bout de cette étude sur l'organisation du mouvement, nous avons constaté qu'un « principe » était à sa base. Il nous a fallu alors reprendre toutes nos observations en fonction de ce principe. Cela les a éclairées, nous a permis de voir leurs interférences et leurs articulations. C'est pourquoi, à l'inverse de notre recherche, nous commençons ici par l'exposé du principe (chapitre I).

Ce principe fonde les mouvements essentiels de l'homme, la préhension et la marche, sur un mouvement de base : l'enroulement-redressement. Nous verrons au chapitre VI qu'il assemble tous les facteurs constitutifs du mouvement : tension, orientation, complexité, équilibre, unité, en une synthèse essentiellement humaine.

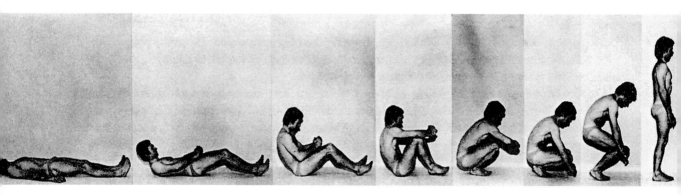

Passage de la position couchée à debout.

C'est à travers lui que nous pouvons penser que seul l'homme, parmi les animaux, a le pouvoir de se coucher sur le dos et de s'enrouler en avant pour se relever. Il lève la tête, se ramasse sur lui-même, pour passer à la position assise, puis debout. C'est aussi cette flexion qui lui permet de voir ses mains, de les mettre en rapport l'une avec l'autre, et d'établir cette relation tête-mains qui est à la base de toute son activité d'observation, de manipulation et de création.

C'est ensuite pour connaître l'installation de ce mouvement pendant le développement de l'enfant que nous avons observé le nouveau-né. Lorsqu'il s'agite en flexion dans son berceau, il exerce son mouvement, et ceci n'est pas seulement le souvenir de sa position fœtale, c'est en germe toute l'organisation future de la motricité propre à l'homme.

Nous allons observer cette mécanique aux chapitres II, III, IV et V.

Ce sont les grandes lignes de l'organisation psycho-motrice, en rapport avec l'organisation mécanique, que nous essayons de déterminer au chapitre VI. C'est l'idée de ce rapport qu'il nous semble nécessaire de conserver à l'esprit, en arrière plan, tout au long de l'étude mécanique.

CHAPITRE PREMIER

BASES DE LA COORDINATION

I. — PRINCIPE MÉCANIQUE DE LA COORDINATION MOTRICE

Si nous levons les yeux de notre livre d'anatomie pour regarder jouer un enfant, une évidence brusquement s'impose à nous. Comment passer de l'étude analytique de notre livre à l'étude du mouvement vivant global ? Comment se constitue cette harmonie, cette unité d'un geste qui se déroule dans l'espace ?

Le corps se meut dans cet espace et modifie sans cesse sa forme. Il peut prendre les positions les plus excentriques sans pour autant se déformer, aussi longtemps qu'il reste normal. Ces mouvements se produisent dans les trois dimensions de l'espace et, bien que bras et jambes s'étendent ou se fléchissent semble-t-il sur des charnières, nous percevons quelque chose de plus complexe que le mouvement en lignes brisées que dessinerait un mètre de menuisier que l'on déplie et replie. De la même façon, le déroulement d'une marche qui s'amortit et rebondit déploie son ampleur dans une noblesse de mouvement qui n'a rien à voir avec le dénuement d'un balancier.

L'intention du présent ouvrage sera, au-delà de l'analyse statique figée, d'essayer de montrer la dynamique du mouvement, ses composantes complexes et harmonieuses.

En effet, l'anatomie et la physiologie sont des études de matériaux, de fonctions, de propriétés; les éléments mécaniques que celles-ci contiennent

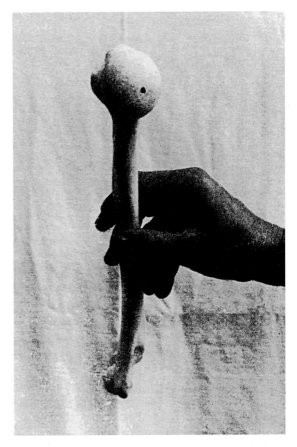

Fig. 1. — *C'est au niveau de la sphère humérale qu'est mis en évidence le principe de la coordination.*

sont localisés, segmentaires. Nous avons essayé d'en faire le montage. C'est ainsi que la coordination motrice semble être une synthèse de l'ana-

Nous nous permettons d'insister sur ce premier chapitre qui à nos yeux est indispensable à la compréhension de la coordination motrice.

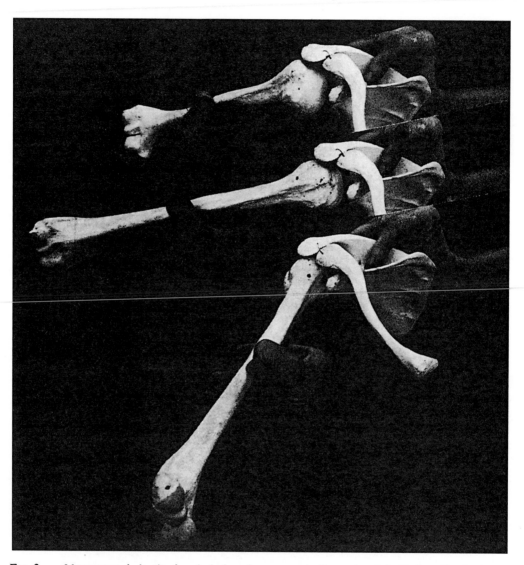

Fig. 2. — *Mouvement de la tête humérale lors du passage de l'extension à la flexion. Vu de dessus.* Rotation interne et abduction se combinent pour former la flexion.

tomie et de la physiologie au niveau du mouvement.

Partant de là, nous pourrons étudier comment la rupture d'harmonie s'exprime dans la pathologie et son retour dans l'équilibre physiologique.

Plus précisément dans ce premier chapitre, nous voulons définir les fils conducteurs de notre recherche.

1° Transmission de la contraction musculaire

Si l'enfant qui joue n'a pas vu à temps arriver le ballon vers son visage, instinctivement il lève le coude plié devant les yeux pour se protéger. Ce geste si familier, que cache-t-il sous son apparente simplicité ? Il nous faut pour le comprendre revenir aux observations anatomiques.

Nous nous sommes aperçus que certains muscles avaient une action multiple et à eux seuls pouvaient provoquer un mouvement dans les trois dimensions de l'espace. C'est le cas particulière-

Son mouvement dans les trois dimensions de l'espace :

— rotation interne sur le plan horizontal;
— abduction sur le plan frontal;
— flexion sur le plan sagittal (fig. 3 et 4).

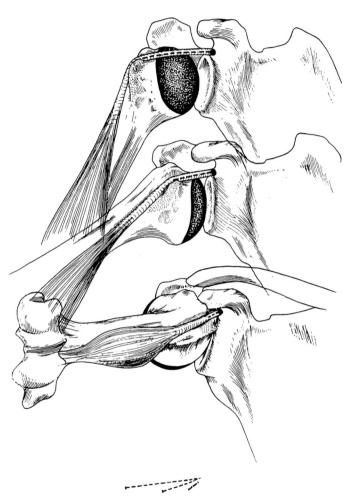

FIG. 3. — Vue de face : *le tendon du long biceps, parce qu'il s'accroche au trochin, commence par faire tourner la tête en rotation interne, cette rotation s'accompagne d'une abduction, les deux amènent l'humérus en avant, en flexion.*

Au-dessous : diminution de longueur du bras du levier.

ment du long biceps. Non seulement le long biceps est fléchisseur du coude et rotateur externe du radius, mais encore, fléchisseur de l'épaule. En effet, observons le rôle très particulier qu'il joue au niveau de la tête humérale : la traction qu'exerce le tendon sur le trochin fait tourner la tête humérale en dedans, entraînant une abduction du coude qui, associée à cette rotation interne, compose la flexion (fig. 2). Nous voyons apparaître la riche complexité de cette contraction du long biceps :

Son action multiple :

— sur l'épaule;
— sur le coude;
— sur le radius, et par lui, sur la supination de la main.

Un autre exemple va illustrer la suite de notre démonstration : chacun connaît le geste classique de l'auto-stoppeur : coude fléchi, main en rotation externe, pouce en extension. Or, cette rotation de la main n'est-elle pas déjà précisément amorcée par la flexion du coude entraînant comme nous venons de le voir la rotation externe du radius ? Cette rotation à son tour, en rapprochant les insertions des extenseurs du pouce sur le dos de l'avant-bras, les fait se contracter (fig. 5). C'est cette extension du pouce qui assure la supination de la main. Un autre exemple de ce même procesus peut être décrit au niveau du membre inférieur. La flexion de la hanche est assurée par le psoas-iliaque, or celle-ci débute le mouvement du couturier dont la principale efficacité est au genou. Il guide l'adduction-rotation interne du tibia. Or ce mouvement commence lui-même le travail du jambier antérieur qui fléchit la cheville.

Les différents exemples que nous venons de donner concernaient ce que nous appellerons les muscles pluri-articulaires : ainsi en est-il du biceps ou de son antagoniste, le triceps. Mais ils ne sont pas seuls à assurer les mouvements de flexion-extension, ils sont doublés par des muscles mono-articulaires. Ceux-ci sont organisés par couples, formés de deux antagonistes. Trois couples assureront le mouvement dans les trois directions de l'espace (fig. 6). Chacun des couples partage la fraction du mouvement qui lui est propre avec les muscles pluri-articulaires, et ce, naturellement en fonction de la phase de contraction (flexion-extension; abduction-adduction, rotation interne-rotation externe) à laquelle elle doit coïncider.

Ainsi établirons-nous ces premières notions :

— Les muscles pluri-articulaires assurent la succession de travail des muscles mono-articulaires; ils les organisent entre eux, ils les coordonnent (fig. 7).

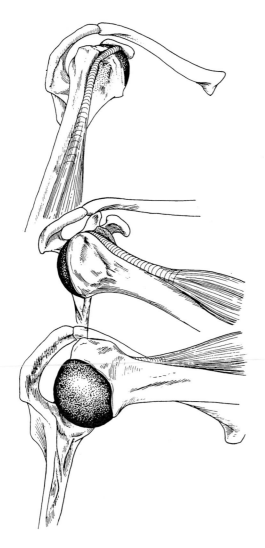

FIG. 4. — *Traction du long biceps* (même mouvement que la figure 3) *vu de profil.*

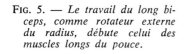

FIG. 5. — *Le travail du long biceps, comme rotateur externe du radius, débute celui des muscles longs du pouce.*

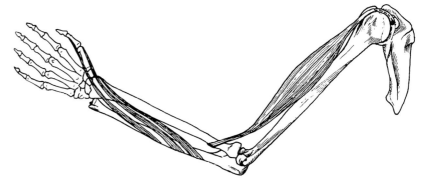

Sous-scapulaire — – – – – – –

Sus-épineux – – – –

Sous-épineux – – – – –

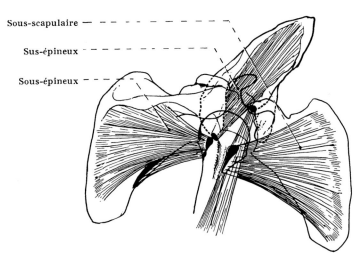

FIG. 6. — *Les muscles monoarticulaires assurent localement le mouvement dans les trois directions de l'espace.*

Vue postérieure, supérieure et antérieure de l'omoplate.

— Certains muscles pluri-articulaires sont organisateurs du mouvement parce qu'ils transmettent la contraction aux muscles suivants, assurant le début de leur travail. Ils conduisent le mouvement de loin en loin, aussi les appelons-nous les *muscles conducteurs*.

Chacun des muscles conducteurs du mouvement tient son travail du précédent et assure celui du suivant (fig. 8).

2° *Sphéricité articulaire*

La notion de sphère vient maintenant enrichir notre vision des phénomènes articulaires. En effet, les articulations, ou groupes d'articulations, voire même le corps dans son ensemble, sont susceptibles d'être considérés sous cet aspect.

Prenons l'exemple de l'épaule; nous considérons qu'il s'agit d'une articulation sphérique, mais

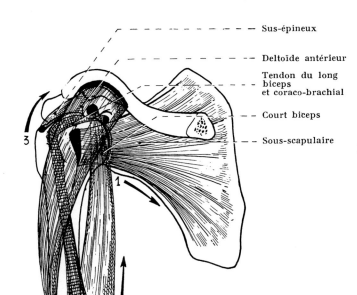

– – – – – – – Sus-épineux

– – – – – – – Deltoïde antérieur

– – – Tendon du long biceps et coraco-brachial

– – Court biceps

– – Sous-scapulaire

FIG. 7. — *Le long biceps est accompagné :* par le sous-scapulaire pour la rotation interne; par le sus-épineux pour l'abduction; par le coraco-brachial, le court biceps et le deltoïde antérieur pour la flexion.

pas seulement du fait de la forme anatomique de
la tête humérale, il s'agit essentiellement du fait
que dans un même mouvement, elle associe toujours les trois directions de l'espace, grâce à la
relation entre forme de l'os et disposition des
muscles conducteurs du mouvement :

— C'est parce que le long biceps est au-dessus
et en avant de la tête humérale que toute flexion

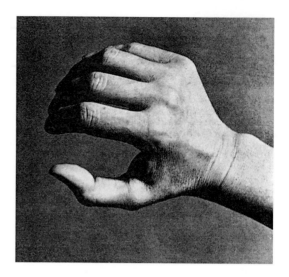

FIG. 9. — *L'organisation mécanique de la main
permet de la considérer comme une sphère.*

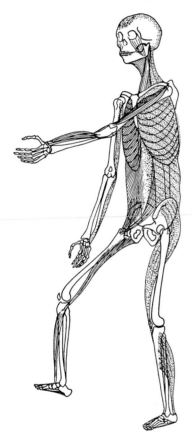

FIG. 8. — *Chacun des muscles conducteurs
tient son travail du précédent et le transmet au suivant.*
Flexion d'un côté, extension de l'autre s'inversant au
niveau du bras.

n'est autre qu'une rotation interne-abduction orientée en avant.

— C'est parce que le long triceps est au-dessous et en arrière de la tête humérale que toute
extension n'est autre que rotation externe-adduc-
tion orientée en arrière.

Le seul mouvement de flexion-extension ne se
déroule pas sur un plan, mais bien dans les trois

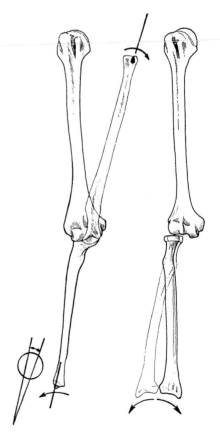

FIG. 10. — *A gauche, la flexion-extension du cubitus
est indissociable de l'abduction-adduction et de la rotation. A droite, rotation et abduction-adduction du
radius sont dissociables de la flexion-extension.*

dimensions : horizontalement pour la rotation interne, de face pour l'abduction, de profil pour la flexion.

Le mouvement décrit une courbe oblique qui associe ces trois plans. De même, on peut consi-

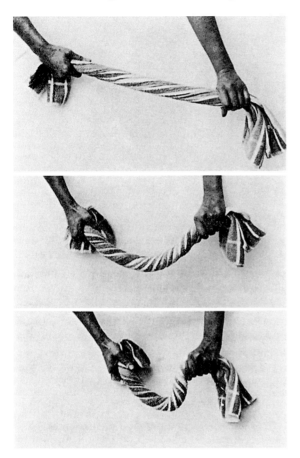

FIG. 11. — *La torsion provoque une tension qui engendre une flexion.*

dérer la main comme une sphère (fig. 9) car son organisation mécanique en forme de voûte lui permet de s'enrouler sur elle-même, ce qui devient évident quand le poing est fermé.

D'autres articulations se présentent à première vue très différemment d'une sphère, mais pourtant elles se meuvent elles aussi dans les trois directions, seulement, l'une d'elles prédomine. Au coude, par exemple : la flexion-extension du cubitus est déviée obliquement en adduction-abduction par la forme de la poulie humérale, et le corps de l'os tourne sur lui-même en rotation.

Par la forme de la tête radiale, sa flexion-extension s'accompagne d'une rotation qui amène le corps de l'os en abduction ou adduction de part et d'autre du cubitus (fig. 10).

Nous verrons tout à l'heure l'importance de ces mouvements. Disons seulement que même au niveau du coude, la sphéricité, sans être aussi complète qu'à l'épaule, est néanmoins présente.

3° *Comment se construit le mouvement de flexion-extension*

Si le mouvement du coude est une flexion-extension, à quoi sert le caractère sphérique de l'articulation ? Observons plus précisément ce mouvement. Lorsque la lavandière tord son linge, qu'observons-nous : après un certain degré de torsion, il ne reste pas tendu entre ses deux mains, il se courbe (fig. 11). C'est bien ce qui se passe lors de la flexion du coude.

Quel est le moteur de ce mouvement : les deux mains de la lavandière qui vont tourner en sens inverse, l'une en dedans comme la sphère de l'épaule, l'autre en dehors comme la sphère de la main. Sur le linge, le mouvement s'inverse progressivement, mais sur les os du bras, il s'inverse en un point précis, le coude (fig. 12). La

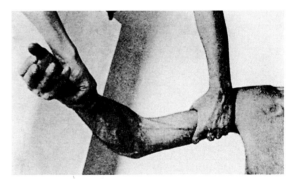

FIG. 12. — *Les rotations épaule et main s'inversent au niveau du coude qui se plie.*

sphéricité du coude sert à inverser les rotations pour les transformer en flexion-extension.

Nous pouvons généraliser cette observation en disant que deux articulations sphériques (ou éléments sphériques) opposent leur rotation au niveau d'une troisième articulation dont le caractère dominant est la flexion-extension.

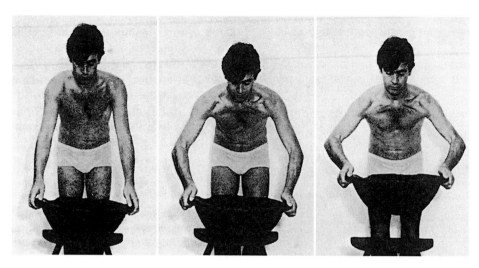

Fɪɢ. 13. — *Les trois phases du mouvement :* 1) repos; 2) tension; 3) déplacement.

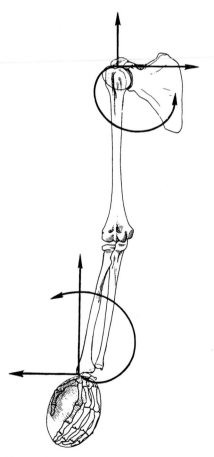

Fɪɢ. 14. — *Opposition des rotations à l'épaule et à la main* (rotation interne) (*rotation externe = supination*).

Si nous reprenons notre exemple, nous avons vu qu'entre les mains de la lavandière, le linge ne se courbait qu'en un deuxième temps. Elle a commencé par le prendre, le disposer en une certaine forme, souplement, puis elle l'a soumis à une tension et ce n'est qu'après un certain degré de cette tension qu'ensuite il s'est courbé. Il en est de même pour le bras, bien que la succession des phases soit très rapide; après la motivation, il y a d'abord augmentation de la tension, puis déplacement (fig. 13) (voir aussi fig. 26).

4° Comment se construit l'état de tension

Il a une triple base :

— le *tonus musculaire;*

— l'organisation des muscles deux à deux formant l'*antagonisme;*

— l'organisation de tous les muscles entre eux formant la *coordination motrice.*

Les antagonistes deux à deux sont formés de deux genres de muscles : les uns pluri-articulaires, conducteurs du mouvement, les autres mono-articulaires, organisés par couples.

C'est au rapport entre ces deux genres de muscles qu'est dû l'état de tension. Au niveau de l'articulation sphérique scapulo-humérale, le biceps partage son mouvement avec les muscles mono-articulaires rotateurs *internes,* abducteurs, fléchisseurs; il est donc leur agoniste. Mais le mouvement s'inverse au niveau du coude par la rotation du radius, et le biceps agit alors avec les rotateurs *externes* de la main, il est aussi leur agoniste.

Ainsi, par le jeu d'un même muscle et la disposition particulière du squelette, la rotation interne de l'épaule se trouve liée à la rotation inverse externe de la main (fig. 14). Les deux sphères ne sont pas indifférentes mais parce que leur mécanisme s'oppose, il se crée paradoxalement un antagonisme facteur d'une tension. Cette tension est le résultat d'une torsion, elle donne au membre sa structure, sa forme.

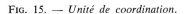

FIG. 15. — *Unité de coordination.*

Dès que le jeu des muscles conducteurs modifie cette tension par un travail (contraction du biceps par exemple), il y a déplacement et le membre passe à la *dynamique*. La dynamique modifie donc le rapport de travail des muscles sans en rompre l'équilibre.

Forme et mouvement sont solidaires d'un même état de tension qui se modifie sans se détruire.

Ce qui donne cette harmonie au mouvement du bras, c'est qu'il se déroule dans les trois directions de l'espace.

5° *Unités de coordination*
(fig. 15)

L'état de tension est constitué d'unités de coordination qui en s'assemblant mettent le corps entier sous tension.

Une unité de coordination est un ensemble formé de deux éléments rotatoires qui se mettent sous tension en opposant le sens de leur rotation par des muscles conducteurs, grâce à un dispositif intermédiaire de flexion-extension.

6° *Construction du corps en un tout par transmission du mouvement entre unités de coordination*

Chaque unité de coordination est mise en relation avec l'unité de coordination voisine par *emboîtement des éléments sphériques* (fig. 16).

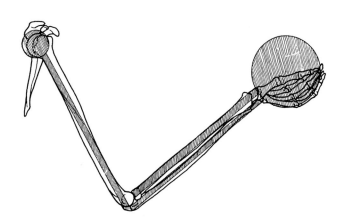

En effet, la tête humérale sphérique va s'emboîter dans la glène, munie du bourrelet glénoïdien, élément concave. Le mouvement de la tête et celui de la glène sont *communs* car ils sont unis par les mêmes *muscles mono-articulaires*.

Tout mouvement intéressant la tête humérale intéressera la glène et inversement.

Ainsi les muscles conducteurs du mouvement de l'*omoplate* tels que petit pectoral, grand dentelé, trapèze, provoquent-ils, en emboîtant l'omoplate sur le thorax, un mouvement de la glène qui entraîne un travail des muscles mono-articulaires, correspondant à l'action qu'ont sur eux biceps-triceps.

Ainsi chacune des unités de coordination a un mouvement *indissociable* de l'unité de coordination voisine.

En étudiant chaque unité de coordination, nous serons amenés à voir comment coïncident leurs mouvements respectifs, comment les muscles conducteurs de l'une prolongent leur travail par les muscles conducteurs de l'autre, comment les éléments sphériques s'accordent et comment les articulations intermédiaires harmonisent le sens de leur mouvement.

L'étude que nous venons de faire au niveau

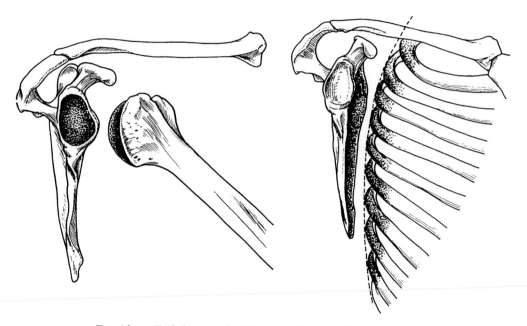

FIG. 16. — *Emboîtement des éléments sphériques dans les éléments concaves.*

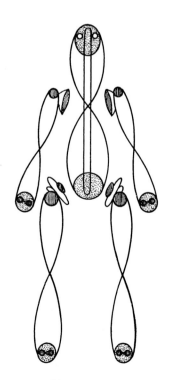

FIG. 17. — *Assemblage des unités de coordination.*

du bras nous permet de voir comment se construit en un tout le corps en mouvement.

C'est ainsi qu'il s'organise d'unité de coordination en unité de coordination, répondant aux muscles conducteurs du mouvement dont le travail se propage entre la tête et la main, par les unités : « tronc », « omoplate », « bras », « main », la tête et le pied, par les unités : « tronc », « hanche », « jambe », « pied » (fig. 17) *. Le tronc, unité complexe centrée par un axe médian et latéralisé, sera lui-même le point d'assemblage de toutes les autres et de mise en relation des unités homologues droites et gauches, déterminant ainsi l'axe corporel.

Nous verrons que chacune des unités de coordination aura des caractères propres selon le rôle qu'elle aura à jouer.

---

* Le nom de chaque unité ne recouvre pas exactement la description anatomique habituelle mais les termes en ont été choisis en fonction du langage courant parce qu'ils donnent une image répondant au schéma corporel, donc pour des raisons psycho-motrices.

7° *Principe de la coordination*

Nous pouvons maintenant énoncer le principe :
L'organisation mécanique du corps, fondée sur l'antagonisme musculaire, est construite sur le principe d'éléments sphériques mis sous tension par les muscles conducteurs qui, de la tête à la main et au pied, regroupent le corps entier en une tension qui régit sa forme et son mouvement, constituant la coordination motrice.

II. — COMMENT LE CORPS EST ORGANISÉ EN FONCTION DU PRINCIPE

Nous pouvons observer 2 catégories d'unités de coordination :

Unités transitionnelles
(fig. 18)

Nous venons de voir, avec le membre supérieur, l'unité où l'organisation apparaît la plus évidente.

Elle est caractérisée par *la mise sous tension* de l'abduction, ni de la flexion lors de la traction du biceps).

Cette mise sous tension par torsion entraîne un mouvement de flexion-extension par des poulies permettant à des axes osseux de se replier et de s'étendre par un mouvement grossièrement comparable à des *lignes brisées* (un mouvement en zig-zag). Ces unités où la flexion n'est pas dissociable de la torsion et présente un caractère « en lignes brisées » sont appelées unités transitionnelles.

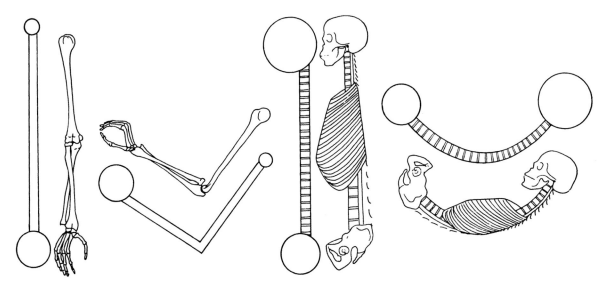

FIG. 18. — *Transposition des caractères d'une unité de coordination la plus simple, comme celle du bras, à une unité de coordination la plus complexe, comme celle du tronc.*

par torsion, résultant d'une opposition des sphères par un mouvement dans lequel *les trois dimensions de l'espace sont indissociables* (la rotation interne de la tête humérale ne peut se dissocier

Unités d'enroulement

Il existe une deuxième sorte d'unité de coordination où la mise sous tension a deux formes parce que *les trois dimensions de l'espace sont dissociables.*

Observons-le d'une manière élémentaire au niveau du tronc.

Les deux *éléments sphériques* sont *la tête et le bassin.* Ils peuvent se rapprocher l'un de l'autre lorsque le sujet s'enroule en avant sur lui-même

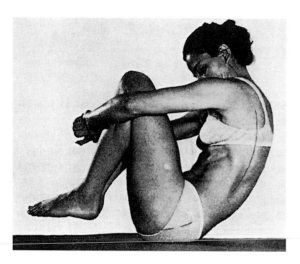

Fig. 19. — *Enroulement. Mouvement symétrique, les deux sphères, tête et bassin, se rapprochent en se déplaçant dans un plan.*

comme dans la position fœtale. Le mouvement se situe sur le plan sagittal. L'axe osseux unissant les éléments sphériques est morcelé, c'est la colonne vertébrale. Elle unit tête et bassin en se courbant en arc de cercle. *L'état de tension* est dû au simple rapport d'antagonisme des muscles longitudinaux fléchisseurs et extenseurs, sommairement : abdominaux et spinaux. (Ces mécanismes sont étudiés au chapitre du tronc : système droit.)

L'unité de coordination prend une forme sphérique, *elle s'enroule sur elle-même* (fig. 19).

Nous avons ici une mise sous tension par enroulement résultant d'un mouvement dans le seul plan saggital, c'est-à-dire dans deux directions de l'espace.

Partant de ce mouvement, nous pouvons y associer une orientation dans la troisième direction, c'est-à-dire, dans le plan horizontal, tête et bassin s'orientant l'un à droite, l'autre à gauche. Dans ce mouvement, le tronc fait une torsion oblique sur lui-même, celle-ci est mécaniquement indissociable de l'enroulement, et le mouvement,

comme pour le bras, se situe alors dans les trois directions (fig. 20). Nous y retrouverons les caractéristiques des unités de coordination simples : *les trois directions, la tension en torsion* et, nous le verrons avec l'étude du tronc, une forme de mouvement en *lignes brisées* (système croisé).

Ces deux mécaniques peuvent être *distinctes : enroulement et torsion,* elles ont chacune une forme de tension et une dynamique propres.

L'enroulement peut être dissocié de la torsion, le sujet se courbe en avant et se redresse, c'est le *mouvement symétrique.* Mais la torsion ne peut être dissociée de l'enroulement : le bassin ne peut tourner à droite pendant que les épaules tournent à gauche ou inversement qu'à condition que, simultanément, le tronc se courbe en avant; un côté s'ouvre pendant que l'autre se ferme, c'est le *mouvement réciproque.* La torsion peut s'exercer à quelque degré que ce soit de l'enroulement, ce qui détermine une grande variété d'orientation dans l'espace.

La complexité est donc due à la possibilité de dissocier les deux formes mécaniques, et par là au

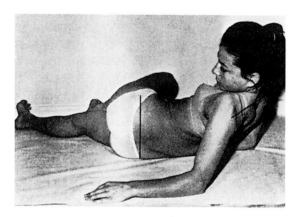

Fig. 20. — *Les sphères tête et bassin opposent leur mouvement dans une troisième direction de l'espace provoquant une torsion.*

jeu qui s'exerce entre les deux états de tension, enroulement et torsion, et aux deux formes de mouvement : symétrique et réciproque.

Nous verrons en étudiant le rôle des unités de coordination dans le mouvement global que *les unités d'enroulement* ont le pouvoir d'être le point de départ et d'arrivée du mouvement, elles le lancent, alors que *les unités transitionnelles* ont un rôle plus secondaire, celui de transmettre le mouvement entre les unités d'enroulement.

Tronc, mains et pieds sont des unités d'enroulement. Omoplate, bras, unité iliaque et jambe sont des unités transitionnelles.

Ces unités sont assemblées en un tout et avec chacune d'elles c'est l'ensemble de la coordination qui est donc fondée sur des rapports d'anta-gonismes. Or l'antagonisme doit être considéré à travers l'état de *tonus* musculaire, le rapport *force-longueur* des muscles et les *conditions d'étirement*.

Le tonus, chez l'individu normal dont nous étudions la coordination, n'a pas à être étudié ici puisque tout trouble de tonus est pathologique.

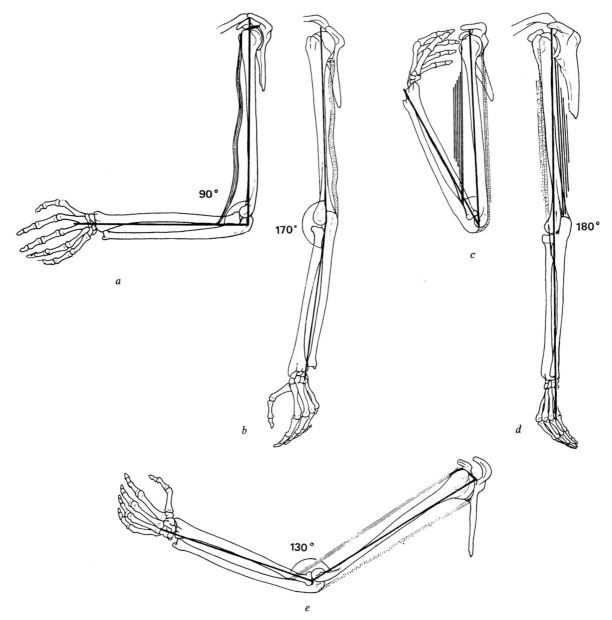

FIG. 21. — *a) Biceps au repos; b) Triceps au repos; c) Travail du biceps, étirement du triceps;*
d) Travail du triceps, étirement du biceps; e) Etirement semblable du biceps et du triceps.

Rapport force-longueur des muscles
(fig. 21)

La coordination est donc l'organisation qui permet d'obtenir un équilibre entre les groupes musculaires d'antagonistes organisés par les muscles conducteurs.

Les conditions d'équilibre de ces muscles nous ont permis de faire une remarque sur le rapport force-longueur et sur les conditions d'étirement des muscles. En effet, nous pouvons décrire une position dans laquelle tous les muscles semblent étirés d'une manière égale d'environ 1/5 de leur longueur, ce qui semble être leur position optimum de travail *. Observons-le au bras. Nous considérons comme au repos un muscle dont nous sentons manuellement le corps musculaire dépourvu de toute tension. Le biceps nous paraît donc être au repos lorsque, le bras soutenu, le coude est fléchi à angle droit, alors que le triceps nous apparaît au repos lorsque le bras est pendant le long du corps. Or biceps et triceps se trouvent en même temps allongés d'environ 1/5 de leur longueur, lorsque le coude est à 130° environ. C'est le moment optimum de leur travail.

Ce degré d'étirement est le moment où chaque muscle conducteur tient son travail du muscle précédent et le transmet au suivant. Si au lieu de transmettre le travail dans un mouvement, nous plaçons le corps dans cette position, nous voyons que tous les muscles organisant la flexion et l'extension se trouvent allongés d'une manière égale et en même temps sont à un sommet d'efficacité.

La position optimum de travail est celle que le sujet va prendre lorsqu'il a besoin d'utiliser au maximum la force de tous ses muscles, lorsqu'il s'arc-boute, légèrement fléchi, pour soutenir un poids très lourd, ou pour maintenir sa forme solide en une seule unité comme nous le voyons faire, par exemple, aux skieurs. Les muscles mono-articulaires participant dans un même équilibre aux muscles conducteurs du mouvement sont intéressés dans les mêmes conditions à cet équilibre. C'est pourquoi nous avons appelé cette position « position de coordination » puisqu'elle

---

* Voir travaux de Madame C. Tardieu.

assemble force et équilibre, elle est la meilleure condition d'activité. L'observation du couple force et longueur des muscles permet de constater que les muscles ne peuvent être tous simultanément dans leur position de repos puisque pour le biceps le bras doit être fléchi au repos alors que pour le triceps il doit être tendu. Lorsque le bras pend le long du corps, le triceps est bien au repos mais le biceps est en condition d'étirement. Lorsqu'en étudiant la statique nous transposerons cette observation sur l'ensemble des fléchisseurs-extenseurs, nous verrons que les muscles sont sans cesse dans des conditions d'étirement et que l'équilibre en position debout est maintenu par une constante rééquilibration entre les fléchisseurs et les extenseurs. Si nous avons pourtant pu déterminer la position statique debout, ce n'est pas des rapports d'étirement que nous sommes partis, mais de la coordination motrice. Cette position répond mécaniquement aux moments de passage entre la flexion et l'extension (chapitre VI).

Déroulement du mouvement par l'étirement

Lors du mouvement, l'étirement s'accentue et ainsi le travail des fléchisseurs va étirer les extenseurs qui, au bout de la contraction des fléchisseurs seront au bout de leur étirement; ainsi, à leur tour, par réflexe, ils se contracteront et assureront le retour progressif du mouvement. Le mouvement passera successivement de la flexion à l'extension et ainsi de suite.

Mais comment se fait le passage entre flexion et extension ?

Passage de l'aller au retour du mouvement

Si les muscles conducteurs se transmettent le mouvement en débutant chacun le travail du muscle suivant, il faudra donc qu'à l'extrémité entre l'aller et le retour du mouvement, *un fléchisseur commence le travail d'un extenseur.*

Comment cela se produit-il ? Simplement parce que les fléchisseurs les plus extrêmes agissent successivement, d'abord avec les extenseurs, puis, continuant leur contraction, ensuite, avec les fléchisseurs. Par exemple, lorsque du bout des doigts nous poussons un battant de porte, nous faisons devant nous un mouvement d'extension du bras. Mais observons la main, si les fléchisseurs n'étaient pas en action, la main se retournerait, se plaquerait contre la porte et nous pousserions en fait avec le poignet. Si nous poussons du bout des doigts, c'est que les fléchisseurs maintiennent à la main une forme en flexion pendant ce mouvement d'extension. D'une manière moins puissante, c'est la même contraction qui se produit lorsque tendant la main vers un objet, la main se présente avec une tension des fléchisseurs avant que ceux-ci continuent leur mouvement en se repliant sur l'objet. Il en est de même pour le pied et la tête. Un deuxième caractère accentue ce retour du geste, il est dû à la contraction des deux groupes d'interosseux qui travaillent simultanément, maintenant sa forme à la main.

Au niveau du pied, dans le sautillement par exemple, le poids du corps provoque un étirement des interosseux plantaires et des fléchisseurs, la tension de la voûte permet une réponse rapide à l'étirement, elle renvoie la contraction, provoquant un *rebondissement*. Cette finesse de contraction permet l'harmonie du geste (voir chapitre III, p. 99, amortissement).

Notons encore qu'un facteur favorise le retour du geste : *l'inversion du sens de la contraction* en fonction de l'appui. La disposition et la forme des os et des muscles fait que certains muscles ont une action différente selon que le point d'appui est proximal ou distal. Pour chacun des membres, l'appui est soit au tronc, soit au sol ou à l'objet. Par exemple, lorsque l'appui est au tronc, les ischio-jambiers sont fléchisseurs du genou, alors que lorsque l'appui est au sol, ceinturant le genou en avant, ils le tirent vers l'arrière, en extension. Ces différentes qualités, complétant la réaction d'étirement, vont donner au mouvement un caractère continu, qui à son tour permettra l'automatisme du geste.

III. — CARACTÈRES ANATOMIQUES SPÉCIFIQUES A LA COORDINATION MOTRICE

Il nous faut faire quelques observations anatomiques sur la forme et la disposition des os et des muscles propres à favoriser la coordination motrice.

1° *Dispositifs osseux et musculaires propres à favoriser le mouvement*

Dispositif osseux

Que les articulations soient sphériques ou en forme de poulie, chacune possède un dispositif propre à favoriser, selon le cas, flexion ou extension :

— mouvement de fuite à la flexion;
— poulie de réflexion à l'extention.

DU COTÉ DE LA FLEXION, afin de démultiplier la puissance, d'augmenter la rapidité et l'importance du déplacement, chaque articulation possède un dispositif facilitateur qui apparaît au moment précis où les extenseurs lâchent le verrouillage de l'articulation, sous forme de :

— Glissement (fig. 22) : les os en contact glissent les uns sur les autres, ainsi les condyles fémoraux, en même temps qu'ils roulent, glissent sur les plateaux tibiaux.

— Recul : tel le mouvement de l'articulation temporo-maxillaire.

— Diminution de longueur du bras de levier osseux : la tête humérale au lieu d'être intercalée entre le trochin et la glène, s'efface en arrière et diminue ainsi notablement la distance entre trochiter et insertion glénoïdienne du biceps (voir fig. 3). Dispositif identique à la hanche.

L'efficacité de ces dispositifs est augmentée par le fait que les muscles, bien que placés contre l'articulation, ont leur insertion, même la plus proximale, relativement *éloignée* de l'articulation,

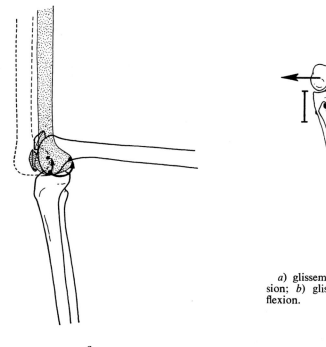

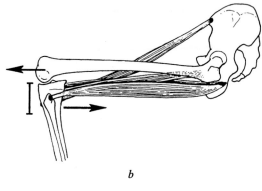

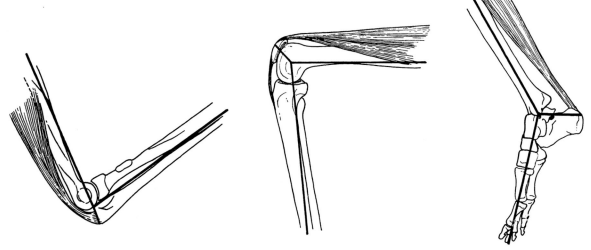

FIG. 22. — *Dispositif osseux :*

a) glissement du fémur sur le tibia pendant l'extension; *b*) glissement du tibia sous le fémur pendant la
flexion.

a

laissant celle-ci mobile dans l'espace, hanche-
genou par exemple.

Du côté de l'extension, le dispositif de
chaque articulation est une poulie de réflexion
située au sommet de l'angle, du côté extérieur.
Elle augmente donc la longueur du bras de levier,
démultiplie la force musculaire et permet un
mouvement moins rapide, mais plus stable (par

exemple : l'olécrâne, la rotule, le calcanéum)
(fig. 23).

A cette disposition des os correspond une disposition des muscles :

Dispositif musculaire

Les muscles fléchisseurs en général sont
longs, leurs fibres sont moins nombreuses que

FIG. 23. — *Dispositif osseux, poulies de réflexion : olécrâne, rotule, calcanéum.*

celles des extenseurs, mais très extensibles; leurs insertions tendineuses sont très délimitées sur une petite surface. Ce sont des muscles à grand déplacement, leur travail est important, mais bref.

Ils sont puissants, rapides, dynamiques, mais dépensent beaucoup d'énergie s'ils ne travaillent

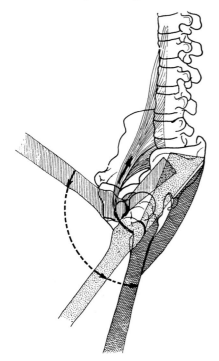

FIG. 24. — *Dispositifs musculaires. La course du psoas-iliaque recouvre successivement celle de chacun des trois fessiers.*

pas dans des conditions favorables. Un seul muscle peut assurer tout le déplacement de l'articulation; il s'opposera donc à tous les extenseurs. Ceci est très important car au niveau de chacun de ceux-ci, le déroulement du mouvement pourra être dévié et modifié.

Lorsque le psoas iliaque, par exemple, fléchit la hanche, il étire et met sous tension tous les fessiers et les pelvi trochantériens, alors que pour retourner à l'extension, il faudra la contraction successive de chacun d'eux (fig. 24) : nous voyons que la flexion est directe et rapide, mais elle ne peut avoir finesse et précision que dans la relation avec les extenseurs qui la modulent et peuvent la modifier.

Au niveau de formes mécaniques très complexes, comme le visage par exemple, toute une organisation se crée entre fléchisseurs avec la mastication, la déglutition, la mimique; les extenseurs, peu nombreux, assurent essentiellement l'état de tension, nous le verrons avec l'étude du tronc.

LES MUSCLES EXTENSEURS en général sont courts, leurs fibres sont nombreuses, leurs implantations directes ou aponévrotiques occupent une grande surface, ils sont puissants, statiques, économiques, propres à la posture, il favorisent le soutien.

Leur forme ne permet qu'un déplacement simple, mais ils sont tous placés autour de l'articulation de telle manière que le mouvement les fait

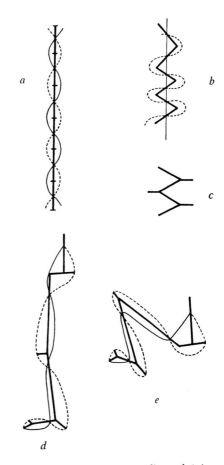

FIG. 25. — *Mouvement en lignes brisées.*

a) Fléchisseurs et extenseurs se croisent successivement devant puis derrière les articulations voisines; *b*) Les fléchisseurs sont à l'intérieur des angles osseux, les extenseurs contournent ces angles, eux-mêmes prolongés par les poulies de réflexion (*c*); Transposition au membre inférieur : *d*) Extension. *e*) Flexion.

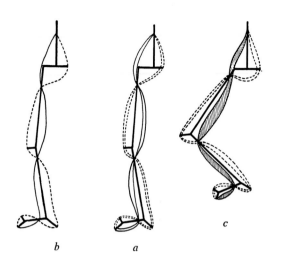

FIG. 26. — *Les trois phases du mouvement :*
a) repos; *b*) tension; *c*) déplacement.

se contracter successivement. Ceci permet des nuances dans les mouvements.

Les contractions successives des extenseurs répondant à une course déterminée du jeu musculaire, donneront à cette phase le caractère propre du muscle qui lui correspond, et si l'on veut modifier la forme du geste, cela sera possible en modifiant la contraction de ce muscle précisément. C'est parce qu'ils rayonnent autour de l'angle articulaire que chacun n'est responsable que d'une course très partielle dans le déroulement de l'extension. Ce processus est puissant mais relativement lent.

Mouvement en lignes brisées
(fig. 25)

Si nous observons maintenant le mouvement en lignes brisées des *unités transitionnelles,* nous

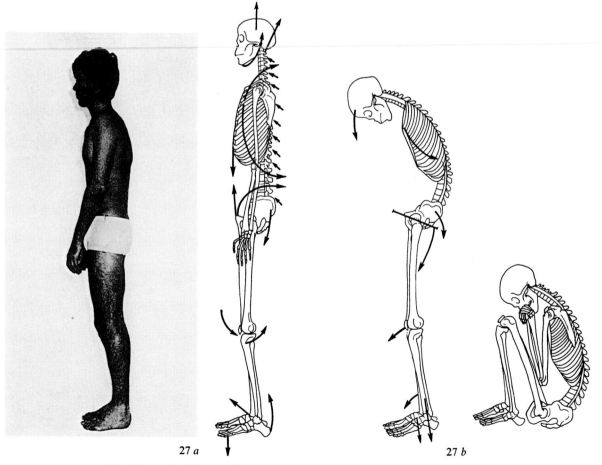

27 *a*   27 *b*

FIG. 27. — *a) L'homme debout; b) Action de la pesanteur sur le squelette.*

voyons que les axes osseux, *à la flexion,* se replient successivement en avant puis en arrière, et ainsi de suite en zig-zag. Pour le membre inférieur, par exemple : hanche, genou, cheville, orteils.

Les fléchisseurs sont insérés environ au 1/4 supérieur de chaque os. Ainsi ils se tendent entre les lignes brisées formées par les os de telle manière que les angles qu'ils forment entre eux sont beaucoup plus ouverts que les angles osseux. Leur rapidité et leur puissance en sont augmentées d'autant.

Observons les extenseurs pendant la flexion (fig. 26). Chaque angle est prolongé par une poulie de réflexion. Ils ont des insertions proches des fléchisseurs, et c'est donc au 1/4 supérieur de chaque os qu'ils se croisent avec eux pour contourner l'angle et sa poulie. Plus la flexion augmente, plus la ligne que forment les extenseurs s'allonge autour des angles.

A l'extension, les os s'alignent sous la poussée des extenseurs qui prennent puissamment appui sur les poulies de réflexion, alors que les fléchisseurs se confondent avec l'axe osseux.

Ces observations anatomiques nous montrent la différence des caractéristiques entre la flexion et l'extension.

2° *Pesanteur*

Le corps humain est organisé simultanément *avec et contre la pesanteur* (fig. 27 a). L'homme s'est construit dans un jeu avec la pesanteur, elle est incorporée dans l'organisation de sa forme et participe à son mouvement. C'est ainsi que le sens du mouvement propre du squelette est le même que celui de la pesanteur agissant sur lui, il s'enroule. La pesanteur enroule le squelette debout pour l'amener à la position fœtale (fig. 27. *b*).

Toute la complexité de la coordination motrice est due aux rapports d'équilibre qui s'établissent non seulement de muscles à muscles entre fléchisseurs et extenseurs, mais, en même temps, entre os-pesanteur et muscles. Mais comme la pesanteur ne fait qu'accentuer le mouvement propre du squelette, l'homme peut tout aussi bien s'en libérer sans modifier la forme de son mouvement. Etant organisée par rapport à son propre centre,

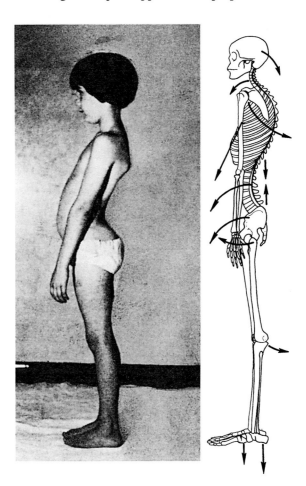

Fig. 28. — *L'homme se laisse aller à l'action de la pesanteur.*

sa mécanique est autonome. Ceci sera précisé au chapitre de la statique (V).

L'homme peut aussi déséquilibrer son état de tension et se laisser aller à la pesanteur en suivant le mouvement de son squelette (os et muscles) (fig. 28).

IV. — PERSPECTIVES OUVERTES
PAR LA COORDINATION MOTRICE *

Le fait que la motricité soit organisée par une mécanique complexe en fonction d'un principe permet, non plus de percevoir à travers elle des éléments : les muscles et leur innervation, les os, les articulations, mais la synthèse de ceux-ci, un tout, l'image globale de soi.

Le développement de la motricité et son expérimentation progressive permettent une découverte qui fait évoluer l'image de soi de l'état syncrétique de l'enfant à la synthèse de l'adulte. Observons ces aspects d'ensemble de la mécanique.

1° *Unité de la coordination*

Orientation. — Nous avons vu que les unités de coordination sphériques étaient orientées vers l'enroulement sur soi. Tout mouvement accentue cet enroulement en flexion, l'extension en est le retour. Il en est ainsi du tronc, des mains et des pieds. Or les unités de coordination *transitionnelles* qui relient ces unités sphériques ont un mouvement de flexion orienté dans le même sens, elles se replient vers le tronc.

Ainsi, lors du mouvement en flexion, tout le corps se replie sur lui-même, il se regroupe sur le tronc qui s'enroule sur son propre axe. Le redressement est un retour à l'équilibre entre fléchisseurs et extenseurs.

Le corps est orienté vers le dedans. Cet enroulement global est dû à son organisation sur un mode sphérique.

Autonomie. — Les qualités propres à la coordination motrice permettent au corps d'avoir une structure autonome, il trouve en lui-même son organisation. Et c'est en tant qu'élément autonome qu'il entre en interaction avec le milieu extérieur.

Equilibre. — L'équilibre constant, quelle que soit la forme d'activité ou de repos, et l'harmonie du mouvement font que l'individu se perçoit dans un état de « *bien-être* ».

2° *Espace-temps*

Espace. — Si nous observons le volume du corps, lorsque le sujet contracte simultanément tous ses muscles avec une même intensité, sa sensibilité profonde (musculaire, articulaire, osseuse) lui fait percevoir ce volume comme global et stable. Et lorsque, au contraire, le mouvement se déroule, le sujet perçoit non seulement son corps globalement, mais ses différents éléments se déplaçant et s'orientant dans l'espace les uns par rapport aux autres. La sensibilité profonde permet de percevoir les différentes images du corps assemblées dans la coordination.

La peau délimite ce volume et participe à son mouvement. Toute une image de soi existe au niveau de la peau. Elle suit le mouvement des articulations, épouse le volume des muscles, ainsi est-elle sans cesse distendue ou plissée. Tout mouvement lui implique une tension. Observons, par exemple, la surface de la peau lors de la simple supination au niveau de l'avant-bras, elle se tend en diagonale.

La sensation de la forme de la peau répond à l'image de notre propre volume et de son mouvement. La manipulation de la peau permet de récupérer les images correspondantes.

Sensibilité profonde et peau nous font percevoir la forme de notre corps. Ainsi, notre propre volume dans l'espace a une forme perçue à sa surface par la peau, et dans sa structure par la sensation proprioceptive de sa mécanique et de son état de tension. L'orientation du mouvement précise l'aspect global de forme et, au niveau d'une articulation élective, précise l'orientation

---

* Ce chapitre est destiné à orienter l'observation pendant l'étude mécanique et sera repris au chapitre VI.

voulue. Par exemple, lever le bras obliquement, et vers le haut répond à une sensation parfaitement précise au niveau de l'articulation, des ligaments et des muscles correspondants. La situation du coude dans l'espace (ou de la main) est perçue à l'épaule. En effet, décrivons avec le coude fléchi une courbe allant de la position coude au corps, à la flexion humérus horizontal devant soi. Portons notre attention d'abord sur la sensation du mouvement localisé à la tête humérale, et, en second lieu, à la pointe du coude; nous avons d'abord une sensation, puis, en second, une image de courbe. Si nous pensons un point de cette courbe, nous y amenons le coude sans hésiter; en fait nous nous référons à la perception articulaire correspondante.

Ainsi la perception de la forme du corps dans l'espace est-elle liée aux images globales de forme et à l'image précise d'un point défini relatif à la forme choisie (localisation sur l'articulation correspondante). Cet exemple très simple nous montre quelle sera la complexité et la finesse de perception nécessaire à un mouvement lorsqu'il devra se conditionner à un but.

En fait, le corps est un volume organisé par la coordination, un espace propre qui a une forme et un mouvement orienté. Nous avons appelé l'image intérieure que nous en avons « *l'espace moteur* ».

En étudiant la mécanique de la coordination, nous avons vu qu'elle était organisée en fonction des trois dimensions de l'espace. Chaque partie du corps, chaque articulation joue un rôle défini dans cette image intérieure de l'espace.

Ainsi, à titre d'exemple, le mouvement réciproque des jambes donne une image de verticale, celui des bras qui se rapprochent et s'écartent l'un de l'autre donne une image d'horizontale. Ces deux images sont perçues comme perpendiculaires. Hanche et épaule sont, parmi d'autres, des centres de localisation des images fondamentales de verticale et d'horizontale. L'enroulement du tronc associe deux dimensions puisqu'il se situe sur un plan, le plan sagittal. Lorsque tête et épaules se tournent sur le côté, elles deviennent perpendiculaires au bassin; le plan d'enroulement se tord sur lui-même, deux plans se croisent et se placent ainsi dans les trois dimensions géométriques de l'espace.

Nous pouvons concevoir qu'ayant en nous, inscrites dans notre propre image du mouvement, les formes les plus complexes, cet « espace-moteur » nous serve de référence pour la conceptualisation et la découverte de l'espace extérieur. Il est courant d'observer que dans un énorme pourcentage de cas de défaut de spatialisation, la coordination motrice est perturbée; les articulations propres aux notions d'espace n'utilisent pas, ou insuffisamment, ou anormalement, leur course, l'état de tension est déséquilibré, et la peau n'a plus sa souplesse normale.

Temps. — En étudiant la mécanique, nous avons vu que le mouvement organisé entre tête-main, puis main-tête, tête-pied, puis pied-tête, faisait un mouvement répondant successivement au travail des fléchisseurs, puis des extenseurs, et ainsi de suite. L'aller et retour du mouvement engage donc des muscles de nature différente, les fléchisseurs organisés mécaniquement pour un geste global et rapide (le coup de fouet), et les extenseurs déroulant « majestueusement » leur contraction.

Ainsi, lorsque le mouvement déroule sa courbe dans l'espace, le temps qui est propre à chaque fraction de la courbe est lié aux qualités des muscles correspondants. C'est ainsi, d'une manière générale, que la phase de flexion sera beaucoup plus rapide que celle d'extension. Le mouvement dans l'espace définit une autre dimension qui lui est indissociablement liée : le temps.

Naturellement, nous parlons du mouvement fondamental dans sa forme pure, en partant de la mécanique, et précisons bien que tout sujet normal peut utiliser son corps à sa guise, tant dans la forme que dans la durée, puisque partant d'un geste coordonné, il peut être modifié d'une infinité de manières.

Comme pour l'espace, le facteur temps est inclus dans le mouvement, il comporte toujours un temps fort pour le geste et un temps faible pour le retour du geste. Il a un rythme, un rebondissement qui d'un temps amène à l'autre. Le rythme d'un geste provoque une sensation qui passe sans doute inaperçue. Et pourtant, qui n'est pas agacé par le rythme d'un métronome s'il n'y est déjà habitué ? Son rythme régulier sans rebondissement heurte notre rythme intérieur. Alors que tout rythme répondant au « temps » propre de « l'espace moteur » est accueilli avec plaisir.

Le temps perçu intérieurement simultanément à l'espace coïncide avec lui, il nous donne une image intérieure que nous appelons le *temps moteur*. Comme l'espace, il nous servira de référence pour conceptualiser ou découvrir le temps extérieur.

3ᵉ *Notions*

Les pages précédentes nous ont amenés à observer à maintes occasions la manière dont est perçue la coordination motrice. C'est aux observations auxquelles nous nous sommes référés pour déterminer la mécanique de la motricité que nous allons revenir maintenant pour élargir notre réflexion.

En effet, tout mouvement observé chez l'homme, comporte tous les facteurs humains : mécaniques, neurologiques, biologiques, psychologiques, et en remarquant des troubles dans l'ordre mécanique, nous avons en même temps retenu des images d'autres troubles que nous avons par la suite associés.

C'est la remarque que nous avons faite, par exemple, en établissant une relation entre le manque de structuration spatiale et un mouvement mal coordonné de l'épaule : si le sujet mobilise l'omoplate contre le thorax au lieu de la tête humérale dans le glène, il n'y a pas d'image articulaire et aucune des perceptions consécutives de l'espace ne peut exister.

Nous avons remarqué que des sujets incapables de se replier sur eux-mêmes dans une contraction globale et dense étaient de même incapables de concentration, d'attention.

Sans vouloir tirer pour le moment des conséquences de ces réflexions, nous proposons une observation qui permette de mettre côte à côte, certains aspects fondamentaux de la coordination motrice et des perceptions assez complexes, pour être classées parmi les « notions » essentielles sur lesquelles reposent le comportement humain et les éléments de base de l'expérimentation.

Nous pouvons classer ces notions en trois catégories :

a) **Les notions structurelles** sur lesquelles reposerait la conscience d'être une unité organisé. Le fait que la coordination soit orientée vers le dedans permet au sujet de rassembler ses éléments complexes, mains et pieds vers le tronc, et aussi de se sentir être un tout *complexe,* multiple et pourtant organisé en unité. Le fait de porter au maximum cet enroulement sur soi par le travail simultané de tous les fléchisseurs, fait que le volume de soi se contracte et se *concentre* vers l'intérieur, au fur et à mesure qu'augmente la tension musculaire, ce qui permet de percevoir dans une même image, l'orientation vers le dedans et la concentration.

L'état de tension, l'organisation des perceptions proprioceptives, la sensation de la peau comme contenant, permettent de percevoir son propre corps comme un tout organisé, autonome, intériorisé.

L'équilibre d'un état de tension coordonné donne une sensation de bien-être. Cet équilibre étant basé sur l'enroulement par les fléchisseurs, puisque les extenseurs sont des rappels, l'image du bien-être s'associe à celle de l'action des fléchisseurs.

La complexité de la coordination permet l'association d'images elles-mêmes complexes. Par exemple, la relation entre tête mains et pieds sous-tend tout le corps, et en même temps que la notion d'unité elle donne aussi une notion de relation entre ces divers éléments.

Ainsi l'état d'être est-il perçu comme *capable de relation* puisque donnant la connaissance intérieure de ce qu'est la relation entre plusieurs éléments.

b) Nous avons proposé, au passage les notions propres à l'espace-temps. **« Espace et temps moteurs »** comporteraient à la base toutes les notions permettant la situation de soi et la connaissance spatiale du milieu extérieur.

Nous pourrons y ajouter les notions apportées par la latéralisation qui non seulement oriente dans l'espace-temps mais donne l'image de l'unique et du double.

c) **Notions relationnelles.** — Elles s'appuieraient sur les notions structurelles et spatio-temporelles et consisteraient à les retourner vers le dehors pour les utiliser à la connaissance du milieu extérieur et des personnes.

CHAPITRE II

LE TRONC

I. — CONSTITUTION D'ENSEMBLE

Le tronc est *la plus complexe* des unités d'enroulement. Elle groupe les deux formes de tension et de mouvement de l'enroulement et de la torsion.

La richesse de son organisation permet au

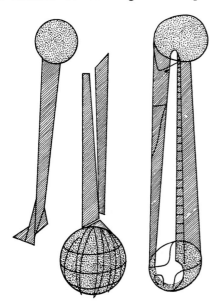

FIG. 29.

Comparaison entre les unités de coordination « bras »-« tronc », complexité progressive.

tronc de conserver tous les caractères des unités d'enroulement bien qu'étant un *volume creux*. En effet, l'organisation mécanique est périphérique,

elle délimite les cavités thoracique et abdominale.

Retrouvons les éléments constituants d'une unité de coordination (fig. 29), les deux sphères tête et bassin se prolongent chacune par un axe. Pour établir une progression dans la complexité de l'organisation, observons le bras. La tête humérale est soudée à son axe, le corps de l'humérus. La sphère de la main est plus complexe elle a deux axes radius et cubitus, le système ici s'est dédoublé.

A. — ENROULEMENT

1° *Deux sphères*

Revenons au tronc et observons les sphères. Nous pouvons considérer tête et bassin comme deux volumes pouvant être assimilés à des sphères; le mouvement consiste à les rapprocher et à les éloigner l'une de l'autre.

La tête, à sa base, est creusée par la voûte sphénoïdienne (fig. 30), celle-ci est au centre, elle se prolonge en arrière par l'occipital puis le rachis; le rachis représente l'axe postérieur. En avant, la voûte se prolonge par un axe osseux et musculaire (formé des os de la face, os hyoïde, sternum et des muscles intermédiaires). Les muscles constituant cet axe prennent insertion jusqu'au sommet de la voûte.

Le bassin est aussi creusé en voûte renversée, concave en haut, formée par le sacrum, le périnée et les ligaments sciatiques. Il se prolonge en arrière

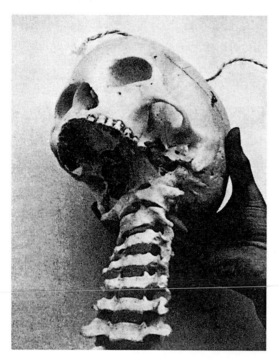

FIG. 30. — *Le rachis axe postérieur se courbe en crosse au niveau de la base du crâne pour former la voûte sphénoïdienne, celle-ci retombe en avant avec la face.*

par l'axe du rachis, en avant par l'axe abdominaux-sternum-hyoïde-face. Nous voyons que chacun de ces deux axes participe à la structure « en voûte », en haut ils se courbent l'un vers l'autre pour former la voûte de la tête, en bas pour former la voûte du bassin (fig. 31).

2° *Deux axes* (fig. 32)

L'axe postérieur est le rachis formé de nombreux os articulés entre eux. Leur relation en une unité est assurée par une intrication de muscles qui viennent s'insinuer entre les vertèbres, particulièrement à leur partie postérieure et auxquels s'ajoutent ligaments et aponévroses.

Ainsi les vertèbres mobiles du rachis sont-elles unies par des espaces musculaires et fibreux.

C'est cette constitution, espaces musculaires et fibreux, unissant des os, que nous retrouvons à l'axe antérieur, mais d'une manière différente.

Cet **axe antérieur** unit tête et bassin par trois os : maxillaire inférieur, os hyoïde et sternum (+ pubis), intercalés entre des masses musculaires étendues. C'est un énorme pilier vertical hyo-sterno-abdominal en regard de l'axe rachidien. L'axe antérieur perd la fonction d'appui

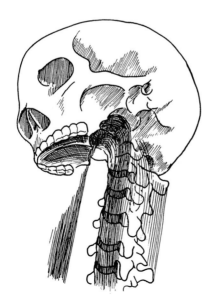
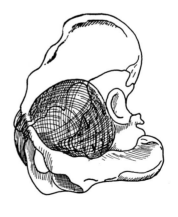

FIG. 31. — *Voûtes de la tête et du bassin.*

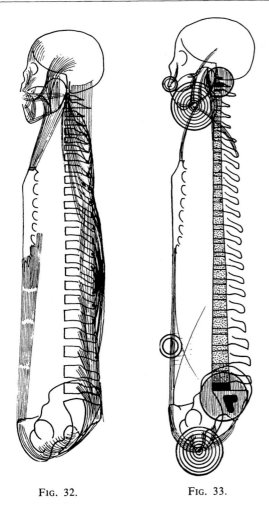

que représente l'empilement des corps vertébraux, il y gagne une puissance dynamique, la possibilité d'un important raccourcissement musculaire. C'est ainsi qu'à la flexion il provoque l'enroulement du rachis. Celui-ci, avec ses muscles courts est un ressort de rappel. Il équilibre et tempère l'axe antérieur.

3° *Articulation entre sphères et axes*
(fig. 33)

Le bassin s'articule à l'axe vertébral par les sacro-iliaques, et le sacrum avec lequel il s'articule, fait partie de sa propre structure. C'est donc *le mouvement propre de la sphère bassin qui oriente le sacrum,* et par lui tout l'axe vertébral jusqu'à l'odontoïde. Les disques intervertébraux du sacrum à la 2e cervicale font de l'axe osseux des corps une tige flexible et compressible.

Depuis les articulations *sacro-iliaques,* il n'y a plus de véritable mouvement articulaire sur l'axe des corps avant l'articulation à la tête formée par : *occipital, atlas, axis.* Ce sont les deux articulations entre tête et bassin; d'elles dépend tout le mouvement du tronc.

Bien qu'étant toutes les deux situées sur l'axe postérieur, elles sont mobilisées par l'axe antérieur ·pour la flexion (enroulement), et par les muscles de l'axe postérieur pour l'extension (redressement).

FIG. 32.   FIG. 33.

FIG. 32. — *Les sphères creusées en voûtes se prolongent par des axes osseux et musculaires.*

Nous appelons cet ensemble « ellipse tronc ».

FIG. 33. — *« Occipital-atlas-axis », « sacro-iliaques-L5S1 » sont les articulations entre sphères et axes.*

Périnée et os hyoïde sont les centres de tractions musculaires. Bouche et ombilic sont les points de représentation de la commande.

4° *Ellipse tronc*
(fig. 32-34)

Nous voyons donc le plan sagittal axial du tronc se structurer entre les deux voûtes prolongées par deux axes et encerclant la cavité thoraco-

FIG. 34. — *Organisation du tronc.*
Plan sagittal :

a) Enroulement par le travail de l'axe antérieur; *b)* Redressement : équilibre par le travail des deux axes.

Plan frontal :

c) Les deux axes sont reliés par les côtes et les obliques; *d)* Ils agissent symétriquement lors de l'enroulement; *e)* Ils agissent asymétriquement lors de la torsion, un côté se plie pendant que l'autre s'étend.

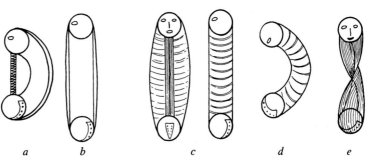

a   b   c   d   e

abdominale. Nous appellerons cette forme : ellipse axiale, ou *ellipse du tronc.*

L'antagonisme qui s'organise entre tête et bas-

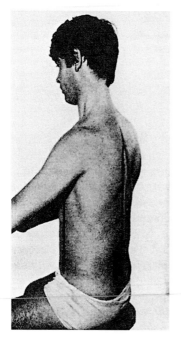

FIG. 35. — *Equilibre sagittal du tronc, redressement*
(fig. 34 *b*).

sin par les deux axes va assurer l'équilibre sagittal du tronc (fig. 35). Il assure la mise sous
tension du plan d'enroulement.

Nous pouvons observer aussi que de chaque
côté, dans un plan horizontal, les axes antérieur
et postérieur sont unis par les côtes, donc par
deux côtés courbes unissant l'avant à l'arrière.

Vus de face dans le plan frontal, ces deux côtés
sont symétriques. Lorsque l'axe antérieur se raccourcit rapprochant tête et bassin, les deux côtés
font un mouvement symétrique. Nous appelons
cet ensemble *le mouvement d'enroulement* (mouvement de l'ellipse plus mouvement des deux
côtés (fig. 36).

B. — TORSION
(fig. 37)

1° *Mouvement asymétrique latéralisé*

Lorsque la tête et le bassin s'orientent l'un à
droite, l'autre à gauche, ils entraînent une *torsion
sur elle-même de l'ellipse.* Elle s'accompagne en
fait toujours d'un enroulement. Tête et bassin
se rapprochent en avant, tout en se tournant
à l'opposé sur les côtés droit et gauche, c'est

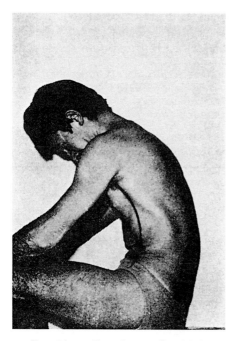

FIG. 36. — *Enroulement* (fig. 34 *a*).

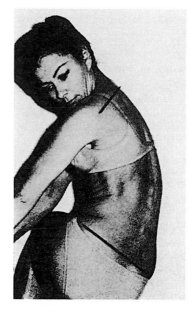

FIG. 37. — *Torsion* (fig. 34 *e*).

ainsi que le mouvement se situe dans les trois dimensions de l'espace (voir fig. 34 *e*).

Ce mouvement de torsion est directement assimilable à la mise sous tension par torsion que nous avons observé au bras mais il est beaucoup plus complexe, il est latéralisé : *l'axe qui l'organise a lui-même un mouvement, il s'enroule.*

De chaque côté, l'organisation est symétrique, formée de deux couches musculaires croisées, l'une pour la flexion, l'autre pour l'extension.

Lorsqu'il y a torsion, la couche de flexion d'un côté ne travaille plus avec la couche d'extension du même côté mais avec celle du côté opposé.

Nous approfondirons ce mécanisme avec l'étude de ce système croisé de torsion, mais nous voyons déjà ici que le système assurant la torsion est latéralisé, pendant qu'un côté assure la flexion, il est indissociable de l'autre qui assure l'extension.

Le mécanisme du tronc peut être assimilable par cette torsion à celui des membres, il va se prolonger par le mouvement de ceux-ci, il est opposé à droite et à gauche, il assure la réciprocité du mouvement des bras et des jambes, la marche.

Lorsque le mouvement des bras et des jambes sera symétrique, il prolongera de chaque côté le mouvement symétrique d'enroulement du tronc.

2° *Tensions*

Le mouvement de torsion met sous tension le tronc entre tête et bassin de la même manière que les membres (exemple : le bras). Les torsions se croisent droite et gauche. Elles prennent appui sur le mouvement elliptique qui leur sert d'axe et ainsi les deux mises sous tension par enroulement et torsion s'ajoutent, elles permettent au tronc de maintenir l'équilibre de son organisation, quelle que soit la forme qu'il prend dans l'espace. Nous ne pouvons étudier la décompression et l'élévation qui en découlent (ch. V), tant que nous n'avons pas étudié le détail de cette organisation, mais nous pouvons déjà aborder cette étude en retrouvant les lignes de base de l'organisation de la coordination : enroulement et torsion.

Le tronc, volume malléable, déformable est capable de prendre toutes les formes dans les courses associées de l'enroulement et de la torsion.

II. — SYSTÈME DROIT : ENROULEMENT, REDRESSEMENT

A. — FORME ET DISPOSITION DES OS ET DES ARTICULATIONS

1° *Voûte de la tête* (fig. 38)

Etudions avec plus de précisions la conformation des os en vue de leur fonction.

Pour comprendre la forme « en voûte » de la tête, étudions la à la suite du rachis.

Celui-ci présente un pilier osseux d'appui, la colonne des corps et un canal médullaire au pourtour hérissé d'apophyses dont le rôle est d'assurer la souplesse et l'harmonie de courbure du pilier des corps, lui permettant une orientation dans toutes les directions de l'espace. Nous savons

que les corps vertébraux et les disques intermédiaires diminuent de volume au fur et à mesure que l'on s'élève sur le rachis.

A partir de la 2e cervicale, une modification intervient dans la forme, et avec l'apophyse odontoïde, l'axis semble avoir absorbé le corps de l'atlas pour prolonger ainsi l'axe flexible jusqu'à l'apophyse basilaire du crâne. Il n'y a plus de disque fibreux, l'atlas encercle l'odontoïde et s'y articule. L'axis est directement en relation avec la base du crâne et l'atlas pourrait être considéré comme une sorte de ménisque destiné à rendre plus complexe l'articulation entre crâne et rachis, c'est-à-dire entre occipital et axis (celui-ci pris comme aboutissement de la tige flexible partant du sacrum). L'épaisseur de l'atlas présente encore l'avantage de donner un bras de levier aux mouvements tête-axis.

L'hémisphère convexe des condyles glissant en tous sens dans l'hémisphère concave de l'atlas peut en plus basculer et tourner horizontalement

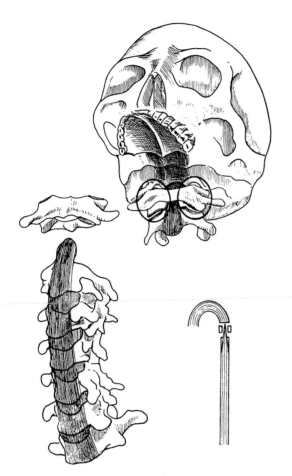

FIG. 38. — *Le rachis, tige flexible, se termine à l'odontoïde, il se prolonge par la voûte de la tête.*

Le mouvement de l'articulation occipital-axis est rendu complexe par la présence de l'atlas.

sur l'axis. Grâce à l'atlas, la charnière occipital-axis peut exécuter des mouvements amples dans tous les sens. L'amplitude des mouvements est augmentée par la disposition de l'occipital puisqu'il déborde la base du crâne vers le bas. —
L'occipital en effet est un os transitionnel de la tête au rachis. Il a déjà les caractères d'os plat des os du crâne, mais il conserve encore tous les caractères vertébraux : le trou vertébral, encadré de surfaces articulaires, et en avant l'apophyse basilaire qui, s'élevant comme un corps ver-

tébral ou une autre forme d'odontoïde, vient se souder à la voûte sphénoïdienne, augmentant en arrière la courbe et la portée de celle-ci.

Axe des corps vertébraux, odontoïde, corps de l'occipital (apophyse basilaire), voûte sphénoïdienne, c'est le rachis qui s'incurve en crosse participant à la forme même de la moelle et du cerveau.

L'occipital assure aussi la transition latérale et postérieure; au-delà des condyles et en arrière, en guise d'épineuse, toutes les surfaces vertébrales d'insertion s'hypertrophient et se soudent en un os unique qui soutient et enveloppe les lobes occipitaux, débutant ainsi en arrière la voûte crânienne.

Tous les os du crâne rayonnent autour du sphénoïde auquel ils s'articulent (fig. 39).

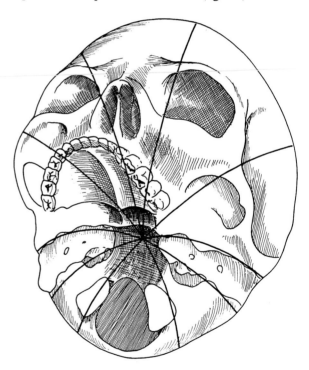

FIG. 39. — *Tous les os du crâne s'articulent au sphénoïde.*

C'est sur cette clé de voûte que se croisent les lignes de renforcement de la tête.

Lorsqu'en avant se termine la crosse rachi-sphénoïdienne, le cerveau a reçu sa puissante protection, et la voûte va s'organiser en un dédale de voûtes, de courbes et de piliers où, au niveau de la face la complexité va remplacer la solidité de protection.

Le caractère nouveau qui apparaît est l'imbrication des muscles et des os, où des formes et des positions seront encore plus complexes que le hérissement vertébral. Les images musculaires, images dynamiques de mouvement, pénètrent au plus profond des recoins osseux, là où n'est

2° *Voûte du bassin*

La voûte du bassin s'est construite dans un milieu dynamique puisqu'à son niveau s'entrecroisent les tractions entre piliers antérieur et postérieur dans la relation d'enroulement avec la

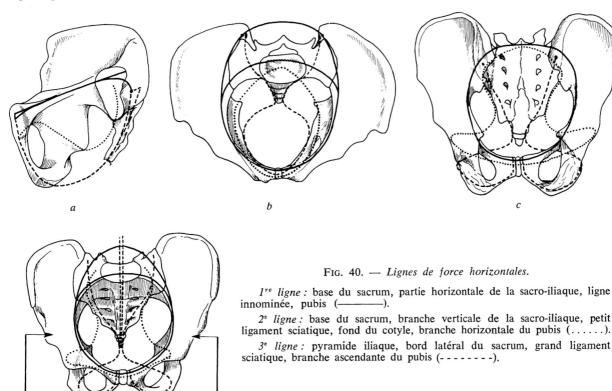

a   b   c

d

FIG. 40. — *Lignes de force horizontales.*

1re ligne : base du sacrum, partie horizontale de la sacro-iliaque, ligne innominée, pubis (————).

2e ligne : base du sacrum, branche verticale de la sacro-iliaque, petit ligament sciatique, fond du cotyle, branche horizontale du pubis (......).

3e ligne : pyramide iliaque, bord latéral du sacrum, grand ligament sciatique, branche ascendante du pubis (- - - - - - -).

aucune articulation à mouvoir. Au niveau des os de la face, les muscles ont déjà toute une coordination entre eux, sans effet articulaire, mais elle régit les fonctions essentielles, déglutition, respiration, parole, regard, mimique. Dès la voûte sphénoïdienne, et avant que puisse être envisagée une action mécanique mettant le corps en mouvement, toute une floraison dynamique, vitale, est déjà incluse dans la structure de l'ellipse. Comme le fait en arrière l'occipital qui débute la boîte crânienne en ouvrant la voûte, la face vient en avant la refermer; par ses muscles elle rejoint l'os hyoïde où se forme l'axe antérieur qui s'abaisse jusqu'au bassin.

tête, où agit la force de la dépression abdominale, où se croise le mouvement dynamique du tronc, et s'harmonisent les tractions dynamiques du tronc avec le membre inférieur.

Le bassin s'est donc structuré entre deux sortes de lignes de forces qui unissent les deux axes antérieur et postérieur. Les unes forment une courbe en voûte — nous les appelons les lignes horizontales —, les autres prolongent sur le côté le tronc pour donner appui aux membres inférieurs, ce sont les lignes verticales. Elles donnent un volume à la voûte pour en faire une sorte de dôme. Le sacrum participe aux deux genres de lignes.

a) **Lignes de force horizontales** (fig. 40). —
Deux lignes relient exclusivement les axes antérieur et postérieur :

• La première ligne est plus horizontale. Entièrement osseuse, elle unit la base du sacrum par
la branche horizontale de l'articulation sacro-
iliaque et la ligne innominée au pubis où elle
joint les deux autres lignes en donnant insertion
aux grands droits. C'est l'élément stable du bassin; elle est articulée, donc moins malléable, mais
plus mobile que les deux autres.

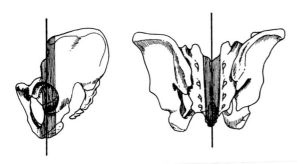

Fig. 41. — *Lignes verticales latérales : ischion, cotyle,
épine antéro-inférieure; Ligne verticale médiane : corps
vertébraux sacrés.*

• L'autre à la suite des corps vertébraux traverse la branche verticale de l'articulation sacro-
iliaque, suit le petit ligament sciatique, l'épine
sciatique, le fond du cotyle, et, par la partie inférieure de la branche horizontale du pubis, rejoint
les grands droits. Ces lignes sont assemblées par
le périnée qui les rend actives.

• La troisième des spinaux part de la pyramide iliaque et suit le bord latéral du sacrum
avec les grands ligaments sciatiques, remonte par
la branche ascendante du pubis, où elle rejoint,
avec les grands droits, l'axe antérieur.

b) **Lignes de forces verticales** (fig. 41). — Les
trois lignes horizontales sont symétriques à droite
et à gauche, elles sont coupées par deux lignes
verticales qui s'étendent de la pointe de l'ischion
et suivent le fond du cotyle jusqu'à l'épine antéro-
inférieure. Vues de profil, ces lignes sont verticales,
elles assurent l'équilibre des tractions et les forces
de pression dans la position assise et debout. En
effet, si le sujet est debout, le cotyle est renforcé
au-dessus par l'épine antéro-inférieure, et s'il est
assis, en aucun point sa statique n'est modifiée, la

position du bassin ne change pas puisque la pointe
del'ischion est en dessous du cotyle.

Lorsque nous regardons le bassin de face,
l'axe médian du sacrum est lui aussi vertical,
formant la troisième ligne. Ces trois lignes se
rapprochent, et s'imbriquent aux précédentes
qu'elles assemblent et consolident en formant la
voûte du bassin. Elles sont rendues actives en
même temps que les premières par le travail commun du périnée que nous verrons plus loin.

B. — MOUVEMENT OBSERVÉ
AU NIVEAU DES OS
ET DES ARTICULATIONS

Les centres articulaires de mouvement de l'ellipse du tronc sont à la tête et au bassin. Ce sont
les articulations : « occipital-axis » et « sacro-
iliaques-L_5-S_1 ».

Ces articulations ont un mouvement propre :
la flexion-extension ou mouvement du « oui »
pour la tête et, pour le bassin, nutation et contre-
nutation; le mouvement coordonné situe ces deux
mouvements comme point de départ de l'enroulement du tronc. Tête et bassin se rapprochent,
l'enroulement a pour moteur l'action de l'axe
antérieur en flexion; lorsqu'ils s'éloignent pour
revenir à la position droite ou redressement celui-
ci a pour moteur les muscles rachidiens.

Nous appelons système droit la mécanique
d'enroulement et de redressement propre à l'ellipse tronc, ceci à cause de la verticalité de
l'homme et du parallélisme entre les deux axes.

*1° **Ellipse tête : mouvement de la tête,
il se propage jusqu'à D.6***
(fig. 42 et 46)

A l'enroulement, la tête bascule en avant au niveau du centre occipital-axis, mais ce mouvement ayant son centre de tractions musculaires
au niveau de l'os hyoïde, sur l'axe antérieur (voir
plus loin), en même temps que la tête bascule
en avant, elle est entraînée vers le sternum. L'ar-

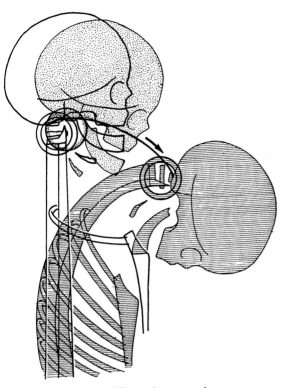

FIG. 42. — *Ellipse tête : enroulement.*

La tête bascule au niveau de son articulation comme pour le « oui ».

Ce mouvement se propage au rachis qui se courbe.

Le mouvement décrit la courbe supérieure d'une ellipse.

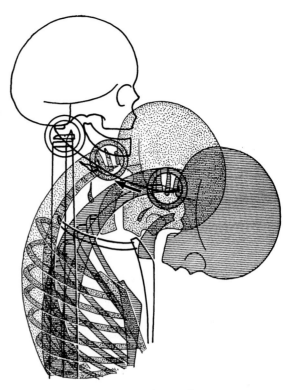

FIG. 43. — *Ellipse tête : redressement.*

Pour retourner au redressement le mouvement suit la courbe inférieure de l'ellipse puisqu'il débute au thorax et que partant du bas, les vertèbres vont progressivement s'aligner. En dernier lieu la tête se replace à l'horizontale.

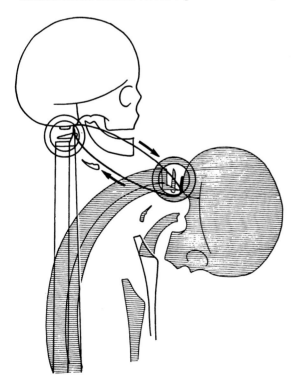

FIG. 44. — *Mouvement d'ellipse de la tête.*

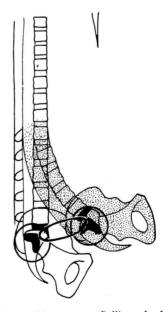

FIG. 45. — *Mouvement d'ellipse du bassin.*

Le mouvement part des sacro-iliaques, il suit le bord inférieur de l'ellipse. Le retour à la rectitude suit le bord supérieur.

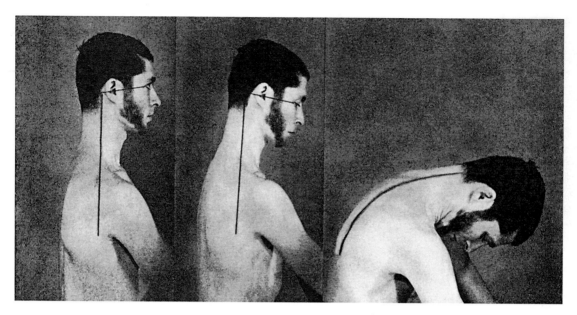

FIG. 46. — *Ellipse tête : enroulement.*

ticulation occipital-axis se déplace en avant dans l'espace et le mouvement s'étend depuis l'axis successivement à toutes les vertèbres cervicales et jusqu'à la sixième dorsale. Au passage, les premières côtes repoussées en arrière se placent obliquement, le thorax s'élargit alors que le sternum glisse en direction du bassin.

Au redressement (fig. 44 et 45), le mouvement ne débute pas à la tête, mais au thorax, prenant appui sur les dernières côtes. Les premières se soulèvent successivement en direction de l'horizontale alors qu'en même temps les vertèbres s'alignent progressivement. Ainsi la septième cervicale, regagne sa place avant la première, et c'est en dernier lieu que la tête se redresse et que le regard se trouve à l'horizontale.

Ainsi la tête se déplaçant dans l'espace décrit un mouvement en forme d'ellipse.

Pour l'observer localisons-le au niveau de son articulation occipital-axis. A l'enroulement, il suit la courbe supérieure de l'ellipse, inclinée en bas vers l'avant, alors qu'au retour, il parcourt la courbe inférieure.

En résumé (fig. 46) : l'enroulement et le redressement font décrire à la tête un mouvement en forme d'ellipse orientée en bas et en avant lorsqu'elle se rapproche du bassin, en haut et en arrière lorsqu'elle s'en éloigne.

2° *Ellipse bassin : mouvement du bassin; il se propage jusqu'à D.6*
(fig. 45, 48 et 49)

Observons au bassin le mouvement similaire au niveau de son articulation : sacro-iliaques L_5-S_1. Lorsque le bassin s'enroule vers la tête le mouvement suit le bord inférieur d'une ellipse orientée en avant et en haut. C'est une contre-nutation, elle diffuse sur la colonne lombaire et la colonne dorsale jusqu'à D.6. Au passage à D.12 ce mouvement entraîne en arrière les dernières côtes qui s'élargissent. Il rejoint le mouvement provenant de la tête qui ouvre les premières côtes, ainsi le thorax s'élargit et sternum et bassin se rapprochent l'un de l'autre en direction de l'ombilic.

Ce mouvement, nous le voyons, prolonge au thorax celui de la tête. Le mouvement des dernières côtes est orienté en bas et en arrière, comme celui des côtes sternales.

Au retour à la rectitude, le mouvement part du thorax pendant que l'articulation sacro-iliaque L_5-S_1 continue à décrire la courbe supérieure de son ellipse.

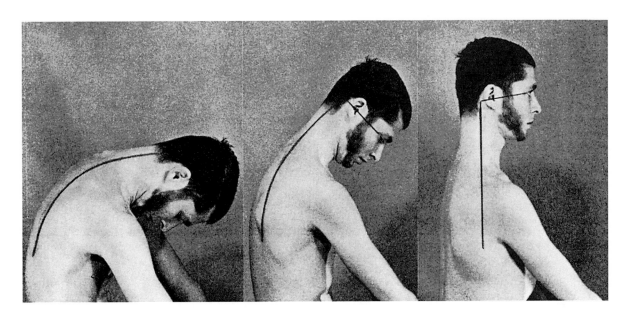

FIG. 47. — *Ellipse tête : redressement.*

En résumé :

L'enroulement et le redressement font décrire au bassin un mouvement en forme d'ellipse orientée en haut et en avant, lorsqu'il se rapproche de la tête, en bas et en arrière lorsqu'il s'en éloigne. Nous voyons qu'il ne s'agit pas du mouvement de va-et-vient qui décrirait à l'aller et au retour la même courbe, marquant à chaque extrémité un arrêt et un nouveau départ, mais bien d'un mouvement continu circulaire, dont le temps fort est l'enroulement alors que le redressement est le retour.

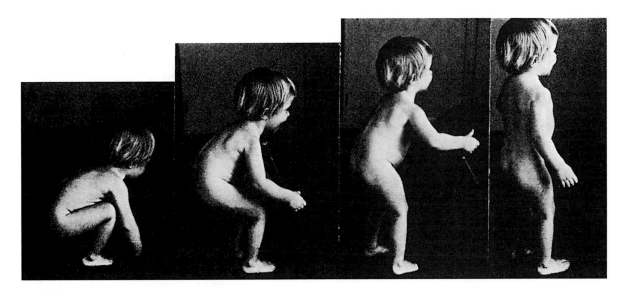

FIG. 48. — *Ellipse du bassin.*

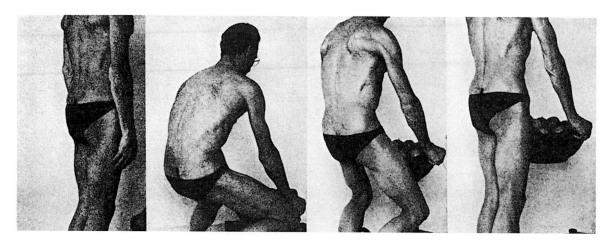

FIG. 48 *bis*. — *Ellipse du bassin.*

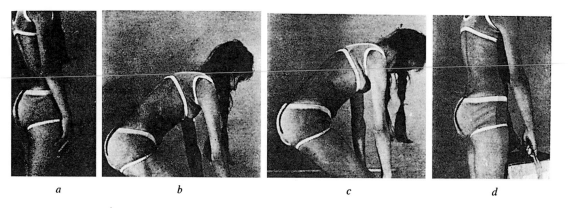

a   b   c   d

FIG. 49. — *Ellipse du bassin; mouvement mal coordonné.*

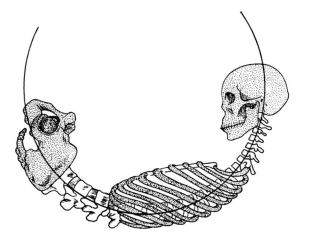

FIG. 50. — *Enroulement.*

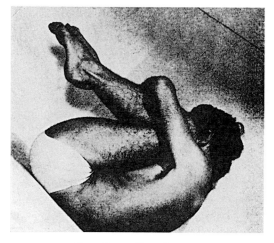

FIG. 51. — *Enroulement.*

C. — MÉCANISME MUSCULAIRE

Nous avons vu que la contraction de l'axe antérieur avait donc pour résultat de le raccourcir et, par-là, de rapprocher tête et bassin, donc de courber l'axe postérieur. A l'inverse, la contraction des muscles vertébraux de l'axe postérieur éloigne tête et bassin et étire l'axe antérieur.

cise sur l'axe postérieur. Ainsi le mouvement de l'articulation de la tête est organisé à partir de l'os hyoïde. Les tractions portant sur l'articulation du bassin résultent du travail du périnée.

Tête

Mouvement propre de la tête

Nous avons vu que l'enroulement débutait par le mouvement propre de l'occipital-axis. Les mus-

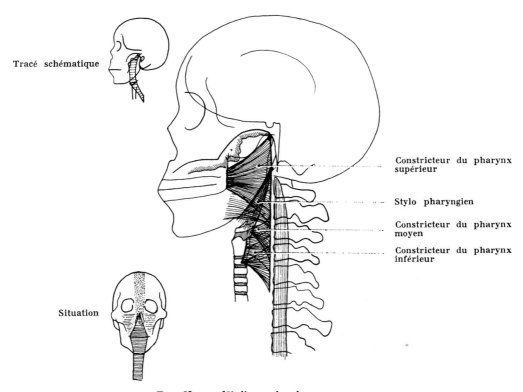

Tracé schématique

Constricteur du pharynx supérieur

Stylo pharyngien

Constricteur du pharynx moyen

Constricteur du pharynx inférieur

Situation

FIG. 52. — *1ʳᵉ ligne : le pharynx.*

I. — ENROULEMENT
(fig. 50 et 51)

Le mouvement a un caractère global puisque la moindre dynamique débute par une augmentation de tension de l'ensemble et que tous les muscles conducteurs de la flexion sont antagonistes globalement des muscles conducteurs de l'extension. Mais la coordination étant complexe, l'action globale est le résultat d'une somme d'actions locales. C'est ainsi qu'un travail précis au niveau de l'axe antérieur a une action pré-

cles correspondants sont : tous les muscles situés au-dessus de l'os hyoïde, donc tous les muscles de la face, de la mastication, de la déglutition et les muscles prévertébraux les plus haut situés, les sous-hyoïdiens, n'ayant dans ce cas d'autre action que de fixer l'os hyoïde. Ils ont pour antagonistes les quatre muscles croisés extenseurs des deux premières cervicales : droits et obliques de la tête. Nous voyons l'importance de l'organisation de la flexion par rapport à l'extension.

Lorsque le mouvement occipital-axis diffuse sur les vertèbres cervicales et dorsales, les sous-hyoïdiens et les prévertébraux inférieurs entrent en contraction.

C'est ce mécanisme d'enroulement au niveau de la tête que nous allons étudier avec plus de précision; d'abord le mouvement des muscles situés au-dessus de l'os hyoïde, ensuite le mouvement de l'ensemble des hyoïdiens.

4. *Le visage;*
5. *Les prévertébraux.*

Ces cinq lignes musculaires verticales sont extrêmement imbriquées les unes dans les autres, et certains muscles transversaux participent à plusieurs et les coordonnent entre elles.

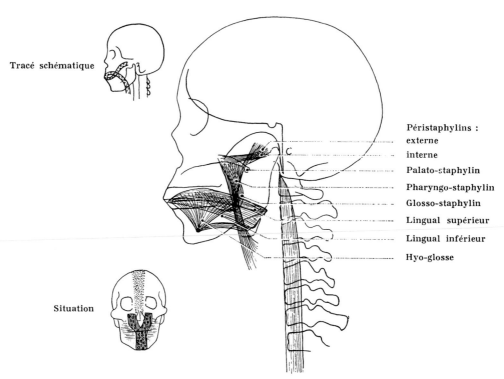

Tracé schématique

Péristaphylins :
   externe
   interne
Palato-staphylin
Pharyngo-staphylin
Glosso-staphylin
Lingual supérieur
Lingual inférieur
Hyo-glosse

Situation

FIG. 53. — *2ᵉ ligne : voile du palais-langue.*

COORDINATION DES MUSCLES SITUÉS AU-DESSUS DE L'OS HYOÏDE

L'organisation musculaire de cette région est la plus complexe de tout le corps. Tous les muscles sont fléchisseurs.

Nous trouvons là une nouvelle forme de mouvement. Elle n'est pas réglée par une relation fléchisseurs-extenseurs, mais par l'intensité relative de la contraction des fléchisseurs les uns par rapport aux autres.

Les muscles conducteurs du mouvement sont organisés en cinq lignes verticales :

1. *Le pharynx;*
2. *La langue;*
3. *Les masticateurs;*

Si leur action est globale (la déglutition par exemple entraîne la contraction de tous les muscles des cinq lignes), il est possible pourtant de distinguer pour chacun un mouvement particulier. Il est fréquent que l'une des lignes assure un mouvement et une autre le retour de ce mouvement; c'est ainsi qu'ouvrir la bouche est, au départ, un mouvement de la face, alors que la fermer débute aux masticateurs. De toute manière, chaque ligne participe au mouvement des autres. L'essai actuel de classification que nous proposons ici n'a d'autre but que de poser quelques jalons d'observation et la possibilité d'une action rééducative.

a) **Pharynx** (fig. 52). — Il constitue le plan le plus profond et le plus central.

Insérés depuis le sommet de la voûte sphénoï-dienne, les muscles s'organisent en forme de tube jusqu'au larynx.

— En haut, le constricteur supérieur étend son action jusqu'aux lèvres par le buccinateur et à la langue par le pharyngo-glosse.

— Suivent les constricteurs moyens et infé-rieurs.

venons de le voir, à la première ligne par la relation étroite entre l'os hyoïde et le larynx et à la troisième ligne, celle des masticateurs, par son insertion au maxillaire inférieur avec le génio-glosse.

c) **Masticateurs** (fig. 54). — La troisième ligne mobilise le maxillaire inférieur. Elle est sur le même plan que la seconde, mais de chaque côté.

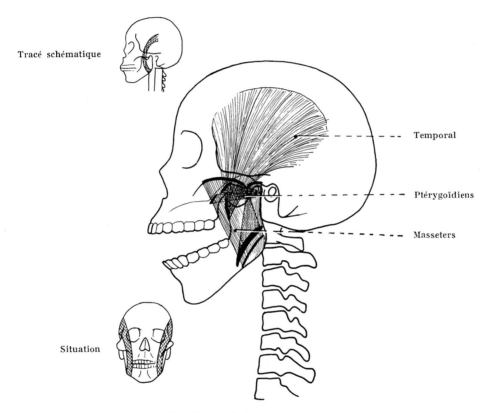

Tracé schématique

Temporal

Ptérygoïdiens

Masseters

Situation

FIG. 54. — *3ᵉ ligne : masticateurs.*

b) **Voile du palais-langue** (fig. 53). — Toujours au centre de la tête, mais en avant du pharynx, la deuxième ligne est formée par le voile du palais et la langue.

— Les deux péri-staphylins et le palato-staphy-lin se prolongent : par le pharyngo-staphylin qui va rejoindre la première ligne au larynx et par le palato-glosse qui rend le voile du palais soli-daire de la langue.

— Les muscles propres de la langue partent de l'os hyoïde pour s'organiser autour du carti-lage central. Ils sont unis : au palais, comme nous

Elle ouvre et ferme la bouche, assure la masti-cation.

Pour fermer : le temporal, les trois masséters, le ptérygoïdien interne.

Pour ouvrir : le ptérygoïdien externe débute le mouvement qui est repris par le mylo-hyoïdien génio-hyoïdien, digastrique, l'os hyoïde étant fixé par les trois autres groupes allant à la mas-toïde-styloïde, au sternum, à l'omoplate.

Il semble que les ptérygoïdiens participent aux deux mouvements puissent en assurer la conti-nuité.

d) **Visage** (fig. 55). — La quatrième ligne est formée par les muscles de la face. Leur travail global va être de s'opposer aux orbiculaires, et de participer à leur mouvement complexe.

Deux points sont importants pour la coordination : la bouche et la base du nez.

La bouche participe à la déglutition avec le pharynx (1ʳᵉ ligne), assure la mastication (les

vement libre des premières cervicales vers la flexion et la respiration nasale supérieure. Or nous avons remarqué la relation de ces deux points avec la respiration diaphragmatique. Autour de l'orbiculaire propre s'organise *l'occlusion « en boucle »* de la bouche : les triangulaires des lèvres, partant du menton, s'orientent l'un vers l'autre et se perdent dans la lèvre supérieure,

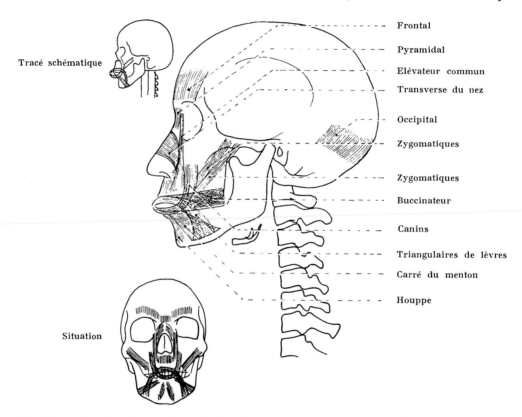

Tracé schématique

Frontal

Pyramidal

Elévateur commun

Transverse du nez

Occipital

Zygomatiques

Zygomatiques

Buccinateur

Canins

Triangulaires de lèvres

Carré du menton

Houppe

Situation

Fɪɢ. 55. — *Quatrième ligne : visage. La bouche se ferme par le mouvement des « boucles ».*
elle s'ouvre par le mouvement des « U »; l'articulation du langage est une modulation entre les deux.

2ᵉ et 3ᵉ lignes) et la parole avec le visage (4ᵉ ligne).

C'est à partir de la lèvre supérieure particulièrement que s'organise le mouvement. C'est elle qui fait la jonction entre la bouche et le nez. L'orbiculaire des lèvres organise tous les muscles qui y aboutissent.

Par le travail de la lèvre supérieure débute dans la coordination le mouvement du « oui », point de départ de la flexion du tronc.

Or ce mouvement agit sur les extenseurs des deux premières cervicales.

La bouche assure donc simultanément le mou-

alors qu'à l'inverse les canins, encadrant le nez, redescendent dans la lèvre inférieure où ils se confondent.

La contraction simultanée resserrant les deux boucles va fermer la bouche.

A l'inverse, *l'ouverture en « U »* sera assurée à la lèvre inférieure par la contraction des carrés du menton qui s'élèvent pendant que descend la houppe.

A la lèvre supérieure, le « U » est constitué par les zygomatiques. L'orbiculaire propre va établir la relation et le jeu entre le travail opposé de ces muscles. Ce mouvement en « U » de la lèvre supérieure dirige tout le visage.

Observons aussi qu'un autre mode d'ouverture de la bouche intervient lorsqu'il est nécessaire

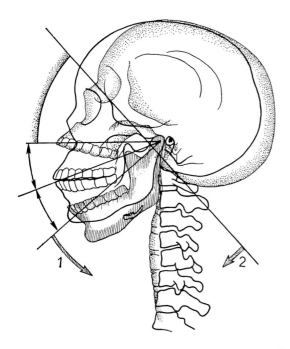

FIG. 56. — *Pour un mouvement normal d'ouverture de la bouche* (parole) *le maxillaire inférieur est abaissé par les fléchisseurs hyoïdiens* (1). *Pour une ouverture plus grande* (mordre dans une pomme) *le maxillaire supérieur s'élève sous la traction des muscles extenseurs de la tête* (2).

d'augmenter cette ouverture au maximum comme pour bâiller, mordre dans une pomme; le maxillaire supérieur se soulève par une bascule de la tête en extension sous la traction des extenseurs des deux premières cervicales (fig. 56).

La tension de la lèvre supérieure (elle est relative aux muscles hyoïdiens par le triangulaire des lèvres qui se prolonge par les peauciers du cou), va donner appui à l'élévateur commun de la lèvre et de l'aile du nez. Celui-ci, à son tour, met sous tension le transverse et le pyramidal. Ainsi est assurée l'ouverture des narines vers le méat inférieur, et celle de l'orifice osseux vers les méats supérieurs. Tout ce travail entraîne celui de l'orbiculaire des yeux et des sourcils. Le muscle frontal partage alors son action avec les trois faisceaux auriculaires et l'occipital.

Ainsi le crâne est-il coiffé d'une sorte d'aponévrose bordée de fibres musculaires, celles-ci prenant appui au sommet du crâne vont tendre le pourtour et avoir une relation avec les muscles du cou et particulièrement les muscles postérieurs de la tête; c'est un « bonnet » tonique qui assure la continuité entre la base du nez et la nuque.

Par les triangulaires des lèvres, les peauciers et la houppe du menton, les muscles de la face se rattachent à l'os hyoïde.

Nous savons aussi que le buccinateur se perd dans l'orbiculaire, rattachant le visage à la première ligne de coordination (fig. 57, 58, 59, 60).

e) **Muscles prévertébraux** (fig. 61). — Cette cinquième ligne est formée des muscles prévertébraux qui vont assurer le mouvement propre du rachis et l'antagonisme direct des spinaux; elle est d'abord latérale avec le droit latéral, puis devient centrale avec le petit droit antérieur et le grand

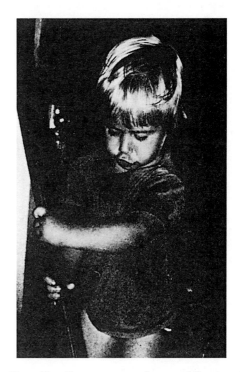

FIG. 57. — *Les lèvres ont un volume mobile et tonique.*

droit antérieur de la tête. Ces muscles s'intercalent avec le long du cou, puis à son tour avec les scalènes qui deviennent plus latéraux. Nous sommes aux premières côtes.

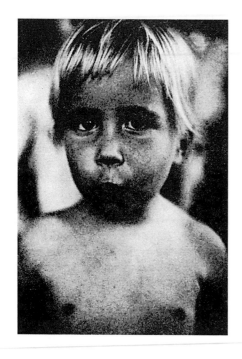
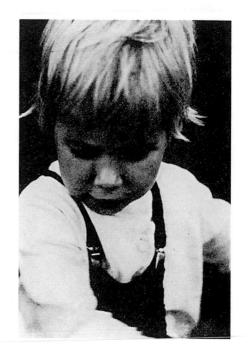

a

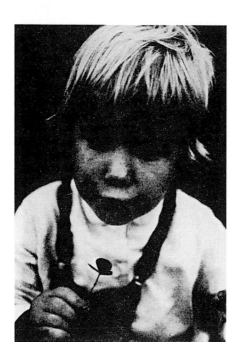
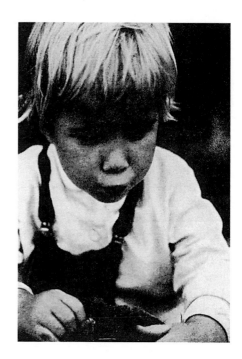

b

Fig. 58 et 59. — *a) Les lèvres se ferment en boucle « O »; b) Les lèvres s'ouvrent en « U ».*

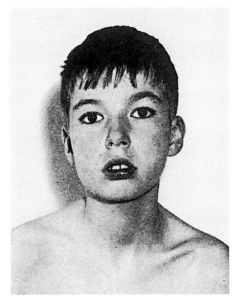 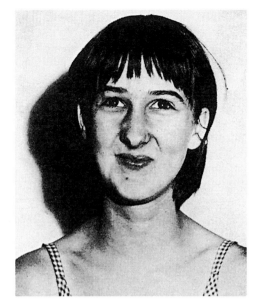

a   *b*

FIG. 60. — *Mal coordonné. a) Lèvres molles, pas de fermeture en « boucles »; b) Le sourire n'est pas un mouvement latéral des lèvres orienté vers les oreilles* (zygomatiques), *mais un plissement du nez* (élévateur commun).

PRINCIPALES RELATIONS
ENTRE LES LIGNES

— Rappelons-les brièvement :

Première et deuxième : pharyngo-staphylin stylo-glosse.

Première et quatrième : buccinateur.

Deuxième et troisième : génioglosse.

Tracé schématique

Droit latéral

Petit droit antérieur

Grand droit antérieur

Scalènes

Long du cou

FIG. 61.
5ᵉ *ligne : muscles prévertébraux.*

Deuxième et quatrième : lingual inférieur; lèvre supérieure fixant les muscles du nez et assurant l'ouverture des fosses nasales.

Troisième et quatrième : muscles du « U » de la bouche avec temporal-masseter; ils assurent les uns l'ouverture, les autres la fermeture de la bouche.

Situation

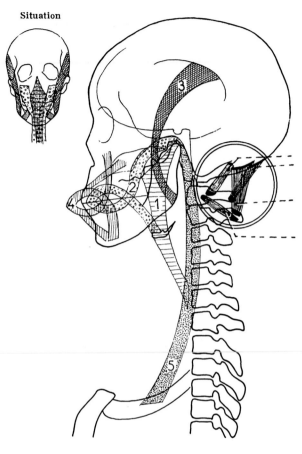

Petit oblique
Petit droit postérieur

Grand droit postérieur

Grand oblique

FIG. 62. — *Tous les muscles de la tête* (tracés schématiques) *agissant sur l'articulation tête-rachis ont pour antagonistes directs les 4 extenseurs propres de la tête.*

Tous les muscles sus-hyoïdiens ont pour antagonistes les quatre muscles extenseurs de la tête (fig. 62).

ENROULEMENT PARTANT DE LA TÊTE
(fig. 63)

La contraction simultanée des muscles des cinq lignes du mouvement propre de la tête (occipital-axis) correspond à une déglutition complète.

Elle se prolonge par le travail de tous les muscles sous-hyoïdiens pour entraîner l'enroulement du rachis cervical et dorsal, et amener le menton au contact du sternum.

L'os hyoïde est en suspension entre les muscles s'étendant entre menton, sternum, oreille et omoplate.

Lors de la contraction, le groupe menton-sternum se raccourcit mais son relais hyoïdien recule en direction de l'oreille sous la traction des mus-

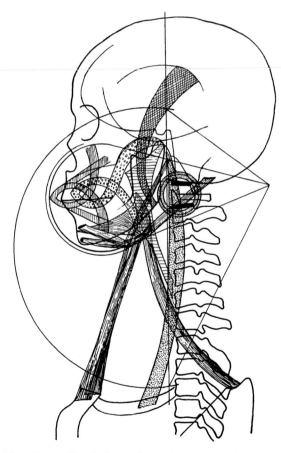

FIG. 63. — *Les 5 lignes de la tête agissent directement sur l'articulation tête-rachis* (petite courbe); *Elles se prolongent par les sous-hyoïdiens. L'ensemble provoque l'enroulement de la tige rachidienne* (grande courbe).

cles s'insérant à cette région (équilibrés par les tractions venant de l'omoplate).

Ceci permet donc aux muscles menton-sternum de prendre appui sur l'os hyoïde et de se contracter jusqu'à ce que leurs extrémités, menton et sternum, soient en contact.

La coordination autour de l'os hyoïde permet d'amener en contact les deux extrémités d'un

agissent sur la flexion occipital-axis et que les muscles de la cinquième ligne vertébrale placent chaque vertèbre en enroulement, sinon les scalènes et les sternos lordosent en extension la colonne cervicale au lieu de l'enrouler en flexion.

Le travail du long du cou débute celui des scalènes. Ceux-ci, insérés sur la partie antérieure des deux premières côtes, les repoussent en

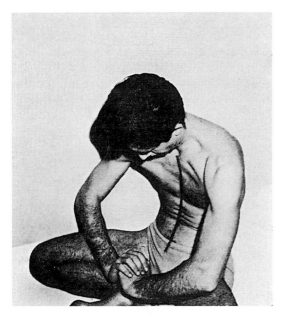 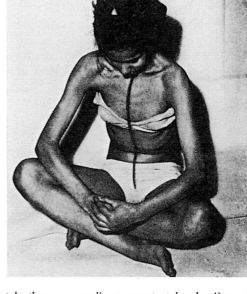

a   b

FIG. 64. — *a) Enroulement partant de la tête : par ce mouvement le thorax se replie en avant et les dernières côtes s'élargissent en arrière; b) mal coordonné, le thorax reste bombé en avant, les dernières côtes restent repliées vers l'avant.*

même muscle puisque sus et sous-hyoïdiens antérieurs, rapprochant menton et sternum, peuvent être considérés comme un seul muscle rapprochant ses points d'insertion.

L'action sur la colonne cervicale est d'autant plus importante que les muscles agissent sur un long bras de levier correspondant à la distance du menton et du sternum à la colonne cervicale.

Le mouvement d'enroulement met successivement au travail les muscles de la cinquième ligne, petit et grand droits antérieurs de la tête puis long du cou.

Le mouvement de flexion de la tête et d'enroulement de la colonne cervicale se double du travail des sterno-mastoïdiens, mais pour que ceux-ci puissent jouer correctement ce rôle de flexion, il est nécessaire que les sus-hyoïdiens

arrière pendant que la courbure rachidienne les entraîne obliquement vers le haut. Leur extrémité sternale, suivant le mouvement du sternum, se rapproche du rachis dorsal.

Simultanément le sternum est tiré vers le bas par les grands droits puisque tout l'axe antérieur est mis sous tension quel que soit le point où se déroule le mouvement.

Le mouvement des premières côtes joint à celui du sternum entraîne celui de tout le thorax. En effet, les intercostaux profonds mis en jeu par le mouvement des premières côtes agissent jusqu'aux dernières, bien que seules les côtes sternales soient prises en charge par l'enroulement de la tête, mais la solidarité du mouvement du thorax fait que les cartilages costaux se tendent; la troisième côte s'ouvre donc latéralement

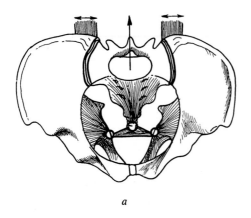

a

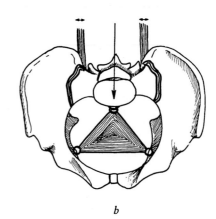

b

1

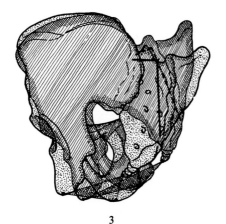

a

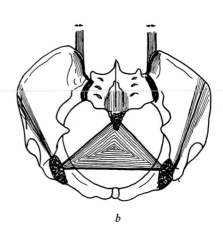

b

2

3

Fig. 65. — *a) Le travail du périnée ferme le triangle formé par le coccyx et les deux ischions.*

Le travail provoque la contre-nutation du sacrum : le plateau sacré est reporté vers l'arrière :

— élargissement de la surface portante des ailes iliaques;

— modification de l'orientation des spinaux sur le bord postérieur des ailes iliaques;

— orientation vers l'arrière des cotyles.

1) Vu de dessus; 2) Vu de dessous; 3) Vu de profil. Déplacement des ailes iliaques et du sacrum autour de l'épine antéro-supérieure.

C'est tout l'ensemble du bassin qui est modifié par ce mouvement.

b) Le mouvement inverse.

et dès la quatrième, elles s'orientent en bas, en arrière et en dehors. Ce mouvement répond, nous le verrons, à l'action du grand oblique mis en jeu par l'enroulement du bassin (fig. 64).

Bassin

Mouvement propre du bassin

MOUVEMENT DES SACRO-ILIAQUES
(fig. 65)

L'enroulement au niveau du bassin débute par le mouvement des « sacro-iliaques L_5-S_1 ».

Les muscles responsables sont ceux du périnée. Les fibres croisées perpendiculairement permettent en même temps de rapprocher le coccyx en direction du pubis et de rapprocher les deux ischions : les fibres longitudinales prolongent en fait l'action des grands droits jusqu'au sacrum, pendant que les fibres transversales rapprochent les ischions.

La base du sacrum s'horizontalise, le mouvement des ailes iliaques est complexe; il est important à la partie postérieure des crêtes iliaques car il modifie la position de fonction des spinaux (fig. 66). L'extrémité postérieure de la crête iliaque qui était presque sagittale à la nutation devient plus frontale lors de l'enroulement, les muscles

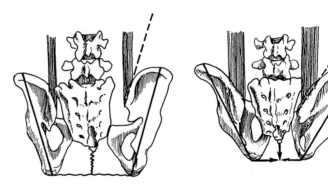

FIG. 66. — *Etalement des spinaux lors du travail du périnée.*

Le mouvement des ailes iliaques oriente l'insertion des spinaux vers le plan frontal (ici les ailes iliaques ont été détachées du sacrum). (A gauche, mauvais; à droite, bien coordonné.)

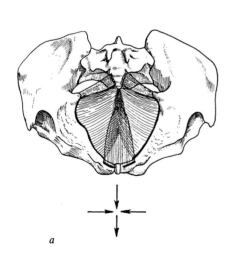

a

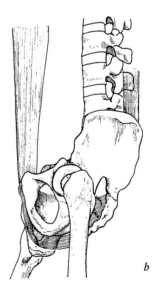

b

FIG. 67. — *a) Bassin vu de dessous.*
Travail du périnée; rapprochement des ischions l'un vers l'autre; traction sur le coccyx vers le pubis.
b) Le travail du périnée se prolonge par celui des grands droits.

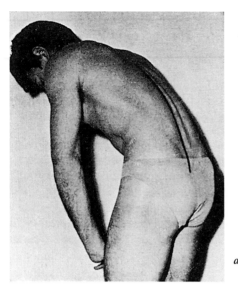 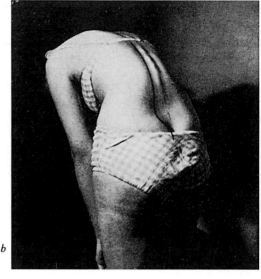

a b

Fig. 68. — *a) L'enroulement du bassin courbe le rachis et fait s'ouvrir les dernières côtes; b) Mal coordonné.*

ilio-lombaires, au lieu d'avoir une forme cylindrique, s'étalent en lageur rendant efficace leur action vers l'arrière sur les dernières côtes.

Le rapprochement des ischions a encore pour effet de soulever la branche supérieure du pubis en écartant la partie supérieure de la symphyse.

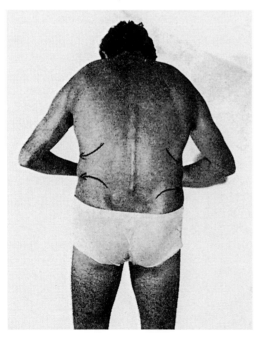

Fig. 69. — *L'enroulement partant de la tête et du bassin provoque l'écartement des dernières côtes vers l'arrière.*

Ce mouvement répond au travail des grands droits qu'il débute (fig. 67).

Toutes les lignes de force se referment sous le travail du périnée.

Enroulement partant du bassin
(fig. 68)

L'action du périnée sur le sacrum repousse la plate-forme sacrée vers l'arrière, la cinquième lombaire y participe et ainsi débute l'enroulement du rachis alors qu'au niveau du pubis, elle commence la contraction des grands droits.

Les grands droits se contractent en direction de l'ombilic, simultanément ils soulèvent le pubis et abaissent le sternum en se raccourcissant.

L'ouverture en arrière des ailes iliaques amène les spinaux et les faisceaux postérieurs des obliques à ouvrir les dernières côtes, ainsi le bassin provoque à la partie inférieure du thorax le même mouvement que provoque également la tête (fig. 69). Les obliques dans l'enroulement agissent ensemble sur le bord inférieur du thorax pour l'amener en arrière et en bas en l'ouvrant latéralement.

L'axe antérieur enroule le tronc, le replie sur lui-même, en concentre le volume. C'est avec l'axe rachidien qu'il trouve son équilibre, celui-ci agissant comme un ressort permet le redressement en rectitude.

II. — REDRESSEMENT DU TRONC EN RECTITUDE

Le mouvement de redressement est plus global que l'enroulement, son action est plus stable et moins fine. Pourtant chacun des aspects de la flexion y trouve son antagonisme.

1° Mouvement propre de la tête. — Le mouvement de redressement de la tête ne comporte que quatre muscles droits et obliques de la tête, mais leur disposition et la forme de leur bras de levier leur donne la maîtrise du mouvement dans toutes les directions.

En dehors de leur action antagoniste, ils agissent dans des mouvements électifs tels que regarder en haut ou ouvrir largement la bouche, comme dans le bâillement.

2° Mouvement propre au bassin. — Le mouvement inverse de l'enroulement n'a pas au bassin une forme propre, c'est un retour de mouvement.

Il n'a pas de muscles électifs, il est le résultat du travail des spinaux les plus inférieurs.

Ainsi l'enroulement ayant placé les spinaux en condition d'étirement, ceux-ci, au retour du geste par réflexe, vont se contracter et agir plus particulièrement sur les dernières lombaires et les repousser en avant en extension.

3° Redressement de l'axe vertébral (fig. 70). — Le redressement est organisé autour de deux centres C7 et D IO par un mouvement « en pont ».

Nous en avons une image précise avec l'épi-épineux. Tous ses faisceaux se rassemblent en un point, comme le nœud d'une gerbe au-dessus de l'épineuse de D IO qu'ils enjambent « en pont » sans y prendre insertion, puis ils se distribuent de chaque côté aux épineuses jusqu'à D2 et L2. La plus grande efficacité de l'épi-épineux est à ses insertions extrêmes; puisque prenant appui sur son centre de traction D IO, il agit comme la corde d'un arc, rapprochant les extrémités. L1-L2-L3 et D4-D5 sont les sommets, points où la flexion a le plus de portée, où l'équilibre est le plus fragile. Nous le verrons au chapitre de la statique. C'est habituellement à ce niveau que nous trouvons les cyphoses lombaires ou dorsales.

Le centre C7 présente le même mécanisme avec le transversaire du cou qui agit particulièrement à ses extrémités C3 et D5.

Les mouvements « en pont » font se chevaucher leurs points d'efficacité et ainsi les renforcent. Les deux extrémités sont complétées par les mouvements propres de la tête et du bassin.

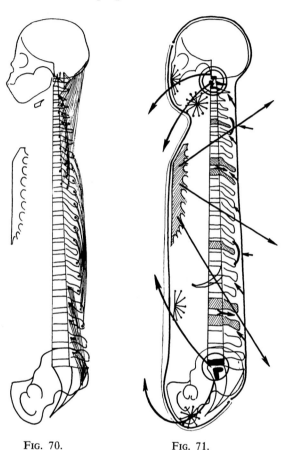

FIG. 70.   FIG. 71.

FIG. 70. — *Il existe dans le redressement du rachis des points de renforcement : mouvement en pont.*

FIG. 71. — *Le mouvement des articulations du rachis avec la tête et le bassin est orienté vers le centre de travail musculaire hyoïde-bouche, périnée-ombilic. Il provoque un recul du sternum qui ouvre le thorax en arrière. Le travail des extenseurs s'oppose à chacune de ces directions.*

III. — RELATION ENTRE ENROULEMENT ET REDRESSEMENT (fig. 71)

La coordination entre les muscles conducteurs des deux axes antérieurs et postérieurs permet de déterminer les points de correspondance de leurs antagonismes.

L'enroulement débute à la tête par les muscles de la bouche, et au bassin par le périnée avant de s'étendre aux muscles hyoïdiens et à la zone ombilicale.

Les extenseurs sont alors étirés et le retour du mouvement en extension débute aux centres « en pont » de C7 et D IO pour ramener en dernier lieu tête et bassin à la position droite.

Notons que pendant l'un et l'autre des mouvements d'enroulement et redressement, les fléchisseurs et les extenseurs travaillent *ensemble* en course concentrique et excentrique et non successivement. Lorsque la tête se redresse, par exemple, ce n'est pas seulement avec les extenseurs, qui ne pourraient avoir d'autre action que de lordoser la colonne cervicale, mais avec les fléchisseurs hyoïdiens qui continuent leur travail, c'est la colonne cervicale *fléchie* que les extenseurs déplacent vers l'arrière, jusqu'au moment où l'aboutissement de ce mouvement qui remonte, partant de D6 jusqu'à la tête, amène le regard à l'horizontale; c'est alors que les deux groupes de muscles reviennent au repos.

Nous pouvons voir à l'inverse qu'à l'enroulement les muscles vertébraux retiennent le poids de la tête, et la progression vertèbre par vertèbre de l'enroulement est assurée par la cinquième ligne de flexion, alors que les muscles hyoïdiens ne détermineront aucune progression entre la tête et le thorax puisqu'ils n'ont pas de contact rachidien direct.

Les mêmes observations sont à faire pour le bassin. Il existe une correspondance entre les actions électives des zones d'enroulement et de redressement.

Organisations propres à la tête et au bassin. — Si les axes sont organisés ainsi en antagonismes, nous pouvons aussi observer une certaine forme d'antagonisme dans l'espace, entre la tête elle-même et le bassin.

Par le fait que le mouvement de la tête et celui du bassin sont orientés l'un vers l'autre, c'est-à-dire dans un sens commun pour un travail commun, celui de la mise sous tension du tronc, et en même temps en sens inverse puisque l'un vers le bas et l'autre vers le haut, tournent en sens inverse, nous pouvons observer une autre forme d'antagonisme de deux mouvements inverses dont le mouvement s'annule, et par-là même, dont l'effet s'équilibre.

Le sens de mouvement d'enroulement de la tête est le même que le sens de mouvement de redressement du bassin et réciproquement, puisque leur enroulement est orienté en sens inverse. Si nous suivons du doigt le pourtour de l'ellipse tronc, l'enroulement de la tête est le résultat du travail du centre hyoïdien, il abaisse le sternum et débute la contraction des grands droits. Nous voyons qu'au niveau des grands droits inférieurs, nous sommes à contre-courant et lorsque nous arrivons à la voûte du bassin, le sens de l'enroulement de la tête équivaut ici au redressement du bassin. Il nous faut remonter jusqu'à la sixième dorsale pour retrouver le sens de l'enroulement. Inversement, l'enroulement du bassin est dirigé en avant et en haut et si du bassin nous remontons, nous retrouvons le contre-courant des grands droits, du sternum, et le sens que nous donnons à la tête n'est plus un enroulement, mais un redressement. Ce n'est qu'à D6 que nous retrouvons l'enroulement.

Ainsi l'enroulement de la tête est antagoniste du redressement du bassin et inversement.

Ces deux mouvements organisés ensemble mais opposés créent entre eux un état de tension tout en s'annulant du point de vue dynamique. Ils sont typiquement structurants. Ils constituent essentiellement la structure du tronc par le système droit.

III. — SYSTÈME CROISÉ

LIGNES BRISÉES. TORSION

1° Sens du mouvement.
Formes et disposition des muscles

Au niveau du tronc, le mouvement de torsion répondant au mouvement dans les trois dimen-sions de l'espace est assuré par le *système croisé*. L'ellipse se tord sur elle-même opposant tête et bassin qui s'orientent l'un vers la droite, l'autre vers la gauche, comme le font dans l'observation que nous avons faite sur le bras, la tête humé-rale en dedans et la main en dehors. Bien que beaucoup plus complexe que celui du bras, le mouvement du tronc nous donne la même image.

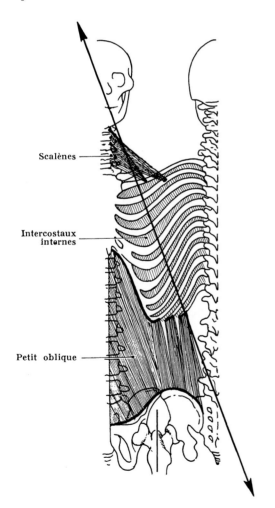

Scalènes

Intercostaux internes

Petit oblique

FIG. 72. — *Couche croisée profonde :
enroulement-flexion.*

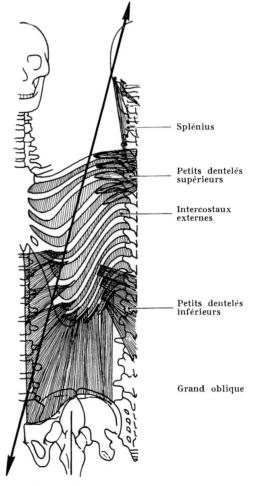

Splénius

Petits dentelés supérieurs

Intercostaux externes

Petits dentelés inférieurs

Grand oblique

FIG. 73. — *Couche croisée superficielle :
redressement-extension.*

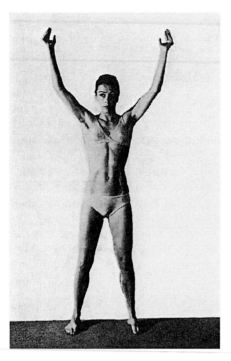

FIG. 74. — *Tronc carrefour de mouvement.*

couche d'intercostaux dont le travail est dans le même sens. Ainsi le mouvement du petit oblique vient à la suite de celui de la couche profonde des intercostaux internes et moyens. Ceux-ci replient les côtes pendant que le thorax et l'aile iliaque se rapprochent. A l'opposé la couche superficielle, les intercostaux externes, ouvre le thorax et à sa suite le grand oblique éloigne le thorax de l'aile iliaque.

Au niveau du cou, les intercostaux profonds travaillent à la suite des scalènes qui fléchissent la colonne cervicale alors que les intercostaux externes travaillent à la suite des spinaux et petits dentelés postéro-supérieurs qui ouvrent le thorax et redressent la colonne cervicale.

La couche croisée profonde (fig. 72) de la tête au bassin assure la flexion alors que la couche superficielle (fig. 73) assure l'extension. (Une troisième couche, celle du bras, sera étudiée avec celui-ci, elle participe au mouvement des deux autres.)

2° *Le tronc entre la main et le pied*
(fig. 74)

Le tronc est organisé par son système croisé sur un mode de torsion comme le sont les membres. Il se situe à la suite de leur mouvement pour unir mains et pieds.

Ainsi le mouvement se déroule en suivant pro-

Ce mouvement est possible grâce à l'organisation en deux couches croisées.

Si nous observons les muscles du tronc, nous voyons que latéralement les abdominaux : grands et petits obliques, croisent le sens de leurs fibres. Or, chacun de ces deux muscles prolonge une

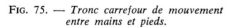

FIG. 75. — *Tronc carrefour de mouvement
entre mains et pieds.*

a) L'organisation est symétrique : main et pied travaillent du même côté; *b)* L'organisation est croisée : main et pied sont opposés.

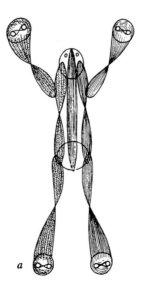
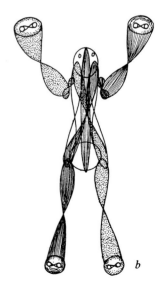

a   *b*

gressivement les unités de coordination : main, bras, omoplate, système croisé du tronc, unité iliaque, jambe, pied. Nous voyons que les unités de coordination complexes représentant donc les niveaux d'enroulement main et pied sont rejetées aux extrémités. Comment se situe le tronc au milieu du déroulement du mouvement ? Il peut être considéré comme unité transitionnelle si nous

en forme de lignes brisées, sans pour autant perdre la structure d'enroulement, mais en y prenant appui. Il latéralise le tronc.

— Il s'associe aux mouvements en ligne brisée des membres, il les organise entre eux et leur donne appui.

L'organisation du tronc a deux formes, par enroulement et par torsion.

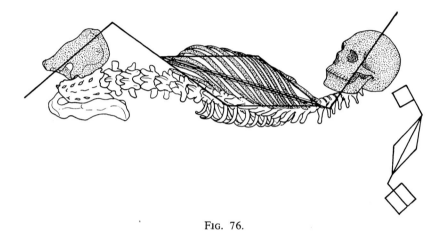

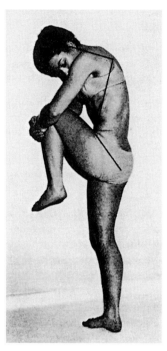

Fig. 76.

Fig. 76. — *La flexion d'un seul côté du tronc le fait se replier en lignes brisées.*

Fig. 77. — *Flexion du tronc en lignes brisées.*

Fig. 77.

n'observons que le système croisé, mais celui-ci participe au système droit et par son intermédiaire les côtés droit et gauche sont mis en relation, c'est ainsi que le tronc est un carrefour de mouvement entre mains et pieds et il pourra être : soit essentiel puisque de lui va partir le mouvement, soit secondaire puisqu'il est un point de jonction entre mains et pieds.

3° *Enroulement et torsion*
(fig. 75)

Il faut considérer le système de torsion du tronc sous deux aspects.

— Il modifie le système droit par un mécanisme plus complexe, modifiant son mouvement

Lorsque l'enroulement du tronc est symétrique, il prolonge son mouvement par le bras jusqu'aux mains qui travaillent alors ensemble, en s'orientant l'une vers l'autre.

Dans le mouvement symétrique, l'équilibre du tronc entre fléchisseurs et extenseurs s'établit entre l'avant et l'arrière, ainsi avant droit s'équilibre par arrière droit, de même pour la gauche. L'enroulement s'oppose et s'équilibre avec le redressement. Dans le mouvement réciproque du système croisé, l'équilibre se fait entre la droite et la gauche; ainsi la flexion avant droite est équilibrée par l'extension arrière-gauche. Cet ensemble équilibré s'oppose et s'équilibre avec la flexion avant-gauche accompagnée de l'extension arrière-droite.

La torsion croise les antagonismes droit et

gauche, la disposition croisée permet à un côté de se replier pendant que l'autre s'étend. L'inversion du sens se produit au niveau de l'ellipse, le mouvement des membres prolongeant celui du tronc, c'est ainsi qu'une jambe se fléchit pendant que l'autre s'étend pour prendre appui.

Les deux formes juxtaposées de mouvement groupent en une synthèse un ensemble de facteurs qui en font un élément capable de permettre au corps d'être perçu comme latéralisé, ce sont :

— la référence à l'ellipse du système droit;

— le prolongement du système croisé jusqu'aux mains et aux pieds;

— le rattachement des unités d'enroulement mains et pieds à l'unité d'enroulement du tronc.

4° *Mouvement en lignes brisées*

a) **Flexion** (fig. 76 et 77). Avec le système droit, nous avons vu que la flexion était essentiellement hyoïdienne.

Ce sont la cinquième ligne vertébrale et les sternos qui permettent de latéraliser le mouvement puisqu'à ce niveau il peut y avoir rotation et inclinaison de la tête.

Selon le processus même de la coordination, dès que le mouvement est débuté, la contraction d'un muscle provoque la contraction du suivant, ainsi pour la flexion les sternos orientent la tête sur le côté et provoquent sur l'axe rachidien la contraction du droit latéral de la tête et avec lui le petit droit antérieur qui se prolonge par le travail du grand droit antérieur, du long du cou. Ils inclinent la colonne cervicale de leur côté. Le travail du long du cou débute celui des scalènes, lorsque ceux-ci se contractent, ils rapprochent les apophyses transverses de leur insertion costale. Celle-ci étant sur la partie antérieure des deux premières côtes, les scalènes les tirent vers l'arrière et ainsi l'insertion supérieure tire les vertèbres en avant pendant que, par l'intermédiaire des côtes, les vertèbres au niveau de l'insertion inférieure sont repoussées en arrière, amenant la partie supérieure du thorax à tourner autour de l'axe vertébral; les côtes glissent alors en mouvement de tiroir l'une contre l'autre et c'est le travail

de la couche profonde des intercostaux internes et moyens.

Nous savons qu'anatomiquement les côtes sont construites de telle manière que leur mouvement en anse de seau a son centre situé en un point de l'arc costal. Ce point se déplace de l'avant à l'arrière de l'arc costal au fur et à mesure que l'on descend sur le thorax de la première à la dernière côte.

C'est ainsi que le thorax s'ouvre en haut et en avant au niveau de l'insertion des scalènes, en bas et en arrière en ouvrant vers l'horizontale la dernière côte et en la repoussant sur le plan des épineuses. Lorsqu'à l'inverse le thorax se referme les premières côtes se replient vers l'arrière alors que les dernières deviennent obliques en avant. Les côtes se rapprochent alors, glissant les unes sur les autres en mouvement de tiroir.

Si l'on considère l'ensemble du thorax, il décrit une sorte de parallélogramme formé par sternum-rachis, premières et dernières côtes (voir figures 76-78).

Il s'ouvre et se ferme selon que s'allonge ou se raccourcit la diagonale entre les deux articulations sternum-première côte, et rachis-douzième côte. Il est proche d'une image de rectangle lorsqu'il est ouvert, les côtes sont écartées. Lorsqu'il est fermé, les côtes sont resserrées et couchées les unes contre les autres, elles forment une masse osseuse allongée qui va permettre au volume costal d'être assimilé à un axe osseux. Le rachis suit le mouvement des côtes et les dernières dorsales orientées vers l'avant amorcent une lordose lombaire.

Le mouvement du thorax est ainsi transformé en un mouvement en lignes brisées.

Si nous observons le bord inférieur du thorax, lorsqu'il se replie, il suit le sens du travail du petit oblique qui va basculer en avant l'aile iliaque. Les orientations de mouvement du thorax inférieur et du bassin sont vers l'avant, elles entraînent une lordose lombaire. Les axes du bassin et du thorax se croisent en lignes brisées.

Ainsi la flexion d'un côté du tronc peut-elle être décrite par trois axes :

— celui de la tête inclinée en avant;

— celui du thorax incliné obliquement en bas et en avant;

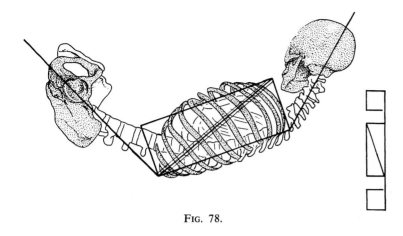

FIG. 78.

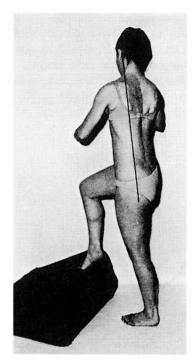

FIG. 78. — *L'extension d'un seul côté du tronc amène les lignes brisées dans le prolongement les unes des autres.*

FIG. 79. — *Alignement à l'extension du tronc.*

FIG. 79.

— celui du bassin qui bascule également d'arrière en avant.

b) **Antagonismes croisés.** — La flexion d'un côté incline la tête, courbe la colonne cervicale, replie le thorax et bascule l'aile iliaque; l'extension maintient la tête vers la position droite, redresse le cou, ouvre le thorax, et redresse l'autre aile iliaque. La flexion qui agit en avant s'accompagne de l'extension qui agit en arrière.

Dans le système croisé le fait de raccourcir les fléchisseurs en avant à droite allonge les extenseurs en arrière à gauche dans un équilibre commun.

c) **Extension** (fig. 78 et 79). — Le mouvement de flexion entraîne un mouvement d'extension du côté opposé lorsque les muscles du cou rapprochent les apophyses transverses d'un côté, ils les ouvrent de l'autre et les spinaux maintiennent le rachis redressé.

La tension des spinaux et par eux splénius et complexus, met en condition de travail le petit dentelé supérieur et avec les faisceaux costaux des spinaux repoussent les premières côtes en avant, dans la mesure même où la flexion repousse

l'autre côté en arrière. Les côtes étant ouvertes par le mécanisme de la couche superficielle du tronc, le parallélogramme du thorax est proche de sa forme la plus rectangulaire.

Les dernières côtes ouvertes, c'est l'action du

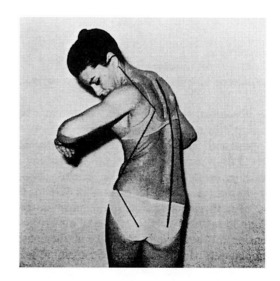

FIG. 80. — *Relation flexion-extension.*
Un côté se fléchit pendant que l'autre s'étend.

grand oblique qui travaille sur un bassin redressé; qu'il agisse en partant du bassin ou en partant du thorax, le grand oblique ouvre le thorax inférieur ou redresse l'aile iliaque.

Le mouvement de l'aile iliaque coïncide avec l'enroulement du système droit. L'enroulement de l'aile iliaque coïncide avec le redressement du

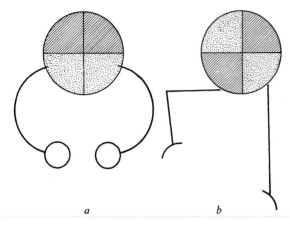

a   *b*

FɪɢG. 81. — *Relation entre système droit et système croisé.*

a) Dans le mouvement symétrique l'antagonisme se fait d'avant en arrière (système Droit); *b)* Dans le mouvement réciproque l'antagonisme se fait d'AVant en ARrière mais en opposant la Droite et la Gauche (système Croisé).

bassin sur le membre inférieur pour la position debout. La flexion d'un côté est dépendante de l'extension de l'autre côté (fig. 80).

5° *Le système croisé prolonge son mouvement aux membres*

a) **Extension.** — Nous voyons pour l'extension que le redressement du bassin répond au travail des extenseurs de hanche. Avec le membre inférieur nous verrons que par un mécanisme en parallélogramme, l'extension de hanche aboutit au redressement complet du membre. Habituellement ce mouvement se construit à partir du pied.

Pour le membre supérieur, c'est l'ouverture en extension du thorax qui permet l'emboîtement de l'omoplate et, par-là, la flexion du membre.

Nous verrons à ce chapitre qu'un mécanisme spécial inverse le mouvement du bras qui se fléchit à partir de l'extension du tronc.

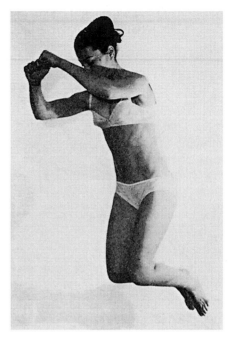

FɪɢG. 82. *Mouvement symétrique.*

b) **Flexion.** — Pour la flexion, le mouvement vers l'avant, de l'aile iliaque est réduit à un mouvement de principe, car l'ischion de ce côté est

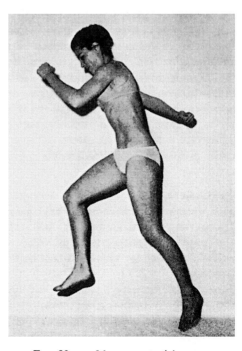

FɪɢG. 83. — *Mouvement réciproque.*

maintenu en enroulement par le système droit; de même la colonne lombaire ne peut se lordoser puisque le sacrum est maintenu par le système droit.

Par contre, ces forces opposées se donnent appui et c'est sur le bassin redressé avec un rachis orienté vers la flexion que pourra prendre appui solidement le psoas iliaque qui, ne pouvant entraîner son appui supérieur, soulèvera d'autant plus puissamment la jambe.

Le mécanisme du parallélogramme transmet directement le mouvement au pied (voir membre inférieur).

Au niveau du bras, le retour du mouvement qui ouvre la ceinture scapulaire lors de l'emboîtement de l'omoplate voit se refermer les angles omoplate-clavicule, cette flexion correspondra à son tour par inversion à l'extension du bras (voir membre supérieur).

Ainsi le mouvement en lignes brisées du système croisé se prolonge à l'extension comme à la flexion par le mouvement des membres, participant intégralement à la même mécanique.

*
* *

Le mouvement symétrique du système droit se prolonge par le mouvement symétrique des membres, alors que la torsion que provoque le système croisé transmet aux membres le mouvement réciproque (fig. 81, 82 et 83).

IV. — MOUVEMENT GLOBAL DU TRONC

1° *Position statique.*
Position de coordination

La position statique et la position de coordination ne sont pas étudiées ici à la suite du tronc car il nous a semblé plus intéressant de les voir avec l'ensemble du corps au chapitre V traitant de l'équilibre du corps.

2° *Muscles conducteurs*

α) **Système droit**

ENROULEMENT	REDRESSEMENT
LIGNES DE LA TÊTE :	
1re ligne : pharynx.	
• Constricteurs du pharynx.	
• Pharyngo-glosse.	
• Stylo-pharyngien.	
2e ligne : voile du palais, langue.	
• Péristaphylins : externe, interne.	

ENROULEMENT	REDRESSEMENT
• Palato-staphylin.	
• Pharyngo-staphylin.	
• Glosso-staphylin.	
• Stylo-glosse.	
• Lingual supérieur.	
• Lingual inférieur.	
• Génio-glosse.	
• Hyo-glosse.	
3e ligne : masticateurs.	
• Temporal.	
• Ptérigoïdiens.	
• Masseters.	
4e ligne : visage.	
Muscle travaillant en « boucle » :	
• Orbiculaire des lèvres.	
Lèvre supérieure :	
• Canin.	
• Buccinateur (faisceau supérieur).	

ENROULEMENT	REDRESSEMENT
Lévre inférieure :	
• Triangulaire des lèvres.	
• Peaucier du cou.	
• Buccinateur (faisceau inférieur).	
Muscles travaillant en « U » :	
« U » supérieur :	
• Zygomatiques.	
• Pyramidal.	
• transverse du nez.	
• élévateur commun de la lèvre et de l'aile du nez.	• Frontal.
« U » inférieur :	• Occipital.
• Carré du menton.	
• Houppe du menton.	
5ᵉ ligne : muscles prévertébraux :	*Agissant sur les 5 lignes :*
• Droit latéral.	• Petit et grand droits postérieurs de la tête.
• Petit et grand droits antérieurs de la tête.	• Obliques postérieurs de la tête.
• Long du cou.	
• Scalènes.	
ENROULEMENT PARTANT DE LA TÊTE :	
Euroulement du cou :	
• Stylo-hyoïdien.	• Epi-épineux.
• Digastrique.	• Transversaire-épineux cervicaux.
• Sterno-cléido-hyoïdiens.	• Interépineux.
• Sterno-thyroïdiens.	• Complexus.
• Mylo-hyoïdiens.	• Splénius.
• Génio-hyoïdiens.	
• Omo-hyoïdien.	
• Peauciers du cou.	
Enroulement du thorax :	
•Intercostaux internes et moyens.	• Intercostaux externes.
• Grands droits.	• Interépineux.
ENROULEMENT PARTANT DU BASSIN :	
• Périnée.	• Mêmes spinaux à leurs insertions sacrées.
• Grands droits.	
• Intercostaux internes et moyens.	• Intercostaux externes.

b) Système croisé

FLEXION COUCHE PROFONDE	EXTENSION. COUCHE SUPERFICIELLE
• Droit latéral de la tête.	• Obliques de la tête.
• Scalènes.	• Petit complexus.
• Intercostaux internes et moyens.	• Petit dentelé supérieur et inférieur.
• Petit oblique de l'abdomen.	• Intercostaux externes.
	• Grand oblique de l'abdomen.

3° *Mouvement du tronc dans l'espace* *

a) ∞ **de la coordination. ∞ de la tête.** — Le mouvement coordonné de la tête décrit un ∞ dont les deux boucles sont symétriques, obliquement à droite et à gauche. Plus l'orientation de ce mouvement est sagittale, c'est-à-dire vers l'avant, plus les deux boucles se rapprochent et, ainsi, le mouvement d'enroulement en avant avec le système droit est-il une superposition des deux boucles. Droite et gauche travaillent symétriquement à l'unisson avec le système axial, il n'apparait plus qu'une ellipse.

Observons celle-ci. Lors de l'inclinaison en avant, la tête suit la courbe supérieure de l'ellipse, le travail musculaire part alors de la tête. Les fléchisseurs étirent les extenseurs. Lorsque la tête est arrivée à la flexion, le travail de rappel des extenseurs s'organise à partir du thorax, les fléchisseurs les équilibrent pour assurer l'équilibre statique; leur travail redresse progressivement la colonne cervicale et la tête, faisant parcourir à celle-ci la courbe inférieure de l'ellipse.

Pour passer de l'ellipse au ∞ l'orientation se fait par les sterno-cléido-mastoïdiens qui sont particulièrement propres à ce mouvement puisqu'ils font tourner la tête inclinée en flexion du côté de l'extension du tronc. En effet, lorsque la colonne cervicale se fléchit à gauche pour tracer la boucle gauche du ∞, les sternos gauches travaillent et le visage regarde à droite, le côté droit est en extension, les sternos droits sont étirés en même temps que les extenseurs droits.

---

* Lire auparavant la notion générale sur la structuration de l'espace-moteur, p. 170.

Lorsque les muscles hyoïdiens se joignent aux extenseurs droits pour redresser la tête, les sternos droits se mettent avec eux au travail et lorsque la tête est redressée les sternos droits ne font que continuer leur travail pour faire tourner le visage à gauche. Ils travaillent avec les fléchisseurs droits pour former la boucle droite. Au bout de la flexion, le retour à l'extension met au travail les sternos gauches qui vont assurer à leur tour le croisement des boucles, perpétuant ainsi le mouvement.

b) ∞ **de la coordination du bassin.** — Le mouvement coordonné du bassin décrit un ∞ dont les deux boucles sont symétriques à droite et à gauche, en réponse au mouvement de la tête. Comme celle-ci, plus l'orientation de ce mouvement est sagittal, c'est-à-dire vers l'avant, plus les deux boucles se rapprochent jusqu'à se superposer, ce qui répond alors au mouvement d'enroulement du système droit. C'est parce que les ailes iliaques ont un mouvement symétrique associé au système axial qu'il n'apparaît plus qu'une ellipse.

Partons de l'enroulement de l'ellipse; lorsque le coccyx tire en avant et que les ischions se rapprochent, les ailes iliaques s'ouvrent en arrière, et la courbe du mouvement de l'une est limitée par le mouvement symétrique de l'autre. Pour passer de l'enroulement en forme d'ellipse au ∞, le mouvement se latéralise, ainsi le redressement d'une aile iliaque vers l'arrière se prolonge par un mouvement autour de l'axe vertébral qui entraîne le bassin à être perpendiculaire aux épaules. L'aile iliaque droite ne peut se redresser en tournant vers l'arrière qu'à condition que la gauche tourne devant l'axe vertébral en basculant en avant. Lorsque l'aile iliaque gauche est au bout de sa bascule en avant la tension du périnée la ramène en arrière, tout autour de l'axe

vertébral, jusqu'à ce qu'elle soit complètement redressée; elle a pris alors la place qu'occupait l'aile iliaque droite, en arrière de l'axe vertébral. Cet axe fait, en suivant successivement chaque aile iliaque, un mouvement de rotation sur lui-même.

Les deux ailes iliaques décrivent chacune une ellipse, leur mouvement se croise au milieu, sur l'axe vertébral. Ces ellipses observées au niveau de la crête iliaque sont presque horizontales en arrière, elles se courbent obliquement vers l'avant.

c) ∞ **de la coordination du tronc.** — Tête et bassin s'enroulent l'un vers l'autre et lorsqu'en s'enroulant ils s'orientent à droite et à gauche, ils décrivent un ∞ dans l'espace. Si le mouvement d'enroulement est une ellipse, c'est que tête et bassin se déplacent l'un vers l'autre dans l'espace au fur et à mesure que se courbe le rachis. Le déplacement de la tête est dû aux courbures cervicales et dorsales jusqu'à D6 alors que celui du bassin est dû aux courbures lombaire et dorsale jusqu'à D6.

Le mouvement de torsion est une opposition des mouvements de la tête et du bassin formant les ∞, la boucle droite de la tête correspondant à la boucle gauche du bassin. Cela suppose que le tronc fait un mouvement à droite partant de la tête jusqu'à D6, à gauche partant du bassin jusqu'à D6.

Partant de la position droite, ils suivent ensemble la courbe antérieure de la boucle, associant l'enroulement puis ils passent au retour par la courbe postérieure de la boucle associant le redressement pour se retrouver symétriques à la position droite puis passer en avant sur l'autre boucle, où, arrivé à la flexion sur la courbe antérieure, le mouvement passe au redressement sur la courbe postérieure retournant à la position droite pour recommencer ensuite le ∞.

V. — EXAMEN CLINIQUE DE LA COORDINATION DU TRONC

A. — ASPECT GLOBAL

OBSERVATION 1 : *Position debout*

a) **Coordonné.** — DE DOS. — Impression d'ensemble.

— Rectitude, stabilité, élévation.

— Aspect homogène entre bassin et thorax.

Tout le tronc semble dépendre de la tête et se prolonger d'un seul tenant jusqu'au bassin et non trois tronçons tête, épaules et thorax, bassin.

— Rachis droit avec tension égale des spinaux du sacrum à la nuque.

— Bassin redressé.

— Dernières côtes écartées.

Le thorax est ouvert et donne appui aux omoplates qui sont emboîtées et non suspendues à la nuque.

— Grands et petits obliques sont tendus également, ils marquent souplement la taille de chaque côté. Ils occupent de chaque côté du rachis 1/3 de la largeur du corps. Si l'on observe le périmètre de la région lombaire, il est fait de quatre parties : 1/4 le rachis, 1/4 les grands droits, 1/4 de chaque côté les obliques.

Il y a une correspondance de diamètre et superposition entre la courbe horizontale des crêtes iliaques (ouvertes en arrière) et du bord inférieur du thorax (dernières côtes ouvertes en arrière).

Les spinaux ne sont pas repliés en cordes mais étalés.

DE FACE. — Le ventre est plat, les grands droits verticaux en prolongement du sternum.

— L'angle xiphoïdien est ouvert (70 à 90°).

— Les cartilages costaux sont alignés sur le même plan que le sternum et écartés les uns des autres.

— La courbe du thorax est régulière, depuis les premières côtes en avant jusqu'à la douzième près du rachis. Le volume thoracique est plein, harmonieux (comme un sac bien bourré, mais aplati en avant).

— Le bassin est redressé, les épines antérieures ne sont pas saillantes.

— Le pli de l'aine est plat, amplement ouvert.

— La crête iliaque ne rompt pas la continuité de la courbe formée par obliques et fessiers.

— En haut les clavicules sont horizontales, les épaules éloignées de la tête, le cou allongé.

— Le menton est dégagé avec le plancher maxillaire horizontal, l'os hyoïde tiré vers les oreilles par des muscles toniques.

Au-dessus du manubrium le larynx est en retrait et bien dissocié des sternos.

— Le visage est détendu.

DE PROFIL. — Le bassin est redressé, pli de l'aine étendu, la courbe du quadriceps se prolonge, uniforme, jusqu'à l'épine antérieure.

— Les dernières côtes sont ouvertes vers l'arrière.

— La tension du petit oblique ne prédomine pas sur celle du grand oblique.

— Sternum et rachis sont parallèles.

— Lorsque le sujet écarte le bras sur le côté, la courbe du thorax apparaît sans platitude ni angles; les côtes sont partout également espacées.

— Le cou est dégagé, il prolonge l'axe rachidien et ne semble pas être porté par les épaules. L'os hyoïde est tiré en haut et en arrière.

— Le menton est dégagé, le regard horizontal.

— La verticale passe par le tragus, le milieu de l'épaule, le milieu du bord inférieur du thorax et le grand trochanter.

— Les épaules ne sont pas en arrière de la colonne cervicale, les apophyses transverses sont en arrière de la tête humérale.

— Le sujet donne une impression d'équilibre, de stabilité due à l'état de tension. Il ne semble pas subir la pesanteur, ne se laisse pas replier.

b) **Mal coordonné.** — Il est autant de formes de statiques que de sujets, aussi est-il difficile d'en décrire une seule.

Considérons seulement qu'un déséquilibre de la coordination permet une action importante de la pesanteur, le sujet est suspendu à ses muscles et à ses ligaments, d'où :

— Affaissement des voûtes plantaires.

— Genoux en recurvatum, rotation interne et souvent valgum.

— Hanches en rotation interne.

— Bassin basculé en avant.

— Nutation du sacrum, le coccyx s'éloigne des ischions qui eux-mêmes s'écartent. La partie supérieure des ailes iliaques, devient plus sagittale, les spinaux se resserrent en corde, rapprochent avec les petits obliques les dernières côtes du rachis, pendant que se lordose la colonne lombaire.

— Les grands droits sont distendus, les petits obliques se rétractent alors que les grands ne sont plus en position de fonction.

— Le sternum est oblique, tiré en avant et en bas, il contribue à rendre les côtes obliques pendant que la colonne dorsale se courbe en cyphose.

— Par compensation, la colonne cervicale se lordose et la tête est déséquilibrée en avant, le regard reste horizontal.

— Lorsque l'hypertonie des spinaux est plus importante, le tronc est déséquilibré en avant, il reste en lordose totale.

— L'hypertonie des trapèzes et des grands ronds peut aussi remplacer la cyphose dorsale par une inversion des courbures, les côtes s'horizontalisent, le sternum s'élève sous le menton, les épaules sont alors surélevées et portées en arrière, les têtes humérales sont saillantes.

— Dans ces deux cas, la partie supérieure du thorax est bombée en avant, l'enroulement est impossible.

OBSERVATION 2 : *Le tronc à la marche*

a) **Coordonné.** — DE DOS. — Spinaux et obliques se contractent des deux côtés.

— La nuque reste tendue, elle semble soutenir le corps, le sujet se déplace dans une tension orientée vers le haut.

— La tête reste élevée, aucune image de tassement, ni en lordose lombaire ni en dos rond, la tête ne s'enfonce pas entre les épaules.

DE FACE. — Les grands droits restent tendus, le menton dégagé, les épaules reposent sur le thorax et ne sont pas suspendues à la tête par les trapèzes supérieurs.

Au pas d'appui, le pli de l'aine s'ouvre et le bassin reste redressé, stable, l'autre jambe semble soulevée par les abdominaux.

DE PROFIL. — Visage, sternum et pli de l'aine sont sur la même verticale. La tête reste au-dessus de l'avant-pied portant, elle se déséquilibre en avant, suivant toujours le pied avant.

b) **Mal coordonné.** — On retrouve les mêmes caractères qu'à la position debout mal coordonnée.

OBSERVATION 3 : *Inclinaison antérieure et redressement du tronc du sujet coordonné*

— La tête bascule en avant comme pour le mouvement du « oui » puis le cou s'enroule pendant que se replie le thorax.

— Dès le début du mouvement, fessiers et spinaux retiennent le tronc qui se déséquilibre, les abdominaux travaillent.

— Les dernières côtes s'ouvrent en largeur.

— Les apophyses épineuses deviennent saillantes progressivement partant de la tête.

— Les spinaux restent étalés.

— Le bassin bascule en dernier lieu.

— La *symétrie* droite-gauche existe à tous les niveaux; observer au bassin les épines postérieures, colonne lombaire et obliques, dernières côtes, sixième et huitième côtes, premières côtes, spinaux cervicaux, angles costaux, omoplates, espaces intercostaux.

— La courbe du rachis est régulière, elle décrit un seul segment de cercle, y compris les colonnes lombaire et cervicale.

Redressement. — Les muscles fessiers redressent le bassin.

— La colonne lombaire revient à la verticale sans aucun mouvement vers l'avant de la cinquième lombaire, toutes les épineuses restent saillantes.

— Le redressement est progressif, dernières côtes, huitième, puis emboîtement des omoplates.

— Le cou est repoussé en arrière par les fléchisseurs.

— Le regard arrive à l'horizontale en dernier lieu.

Inclinaison latérale. — Vu de dos;

— Lorsque le sujet s'incline latéralement à droite puis à gauche en laissant glisser la main contre la face externe de la cuisse, le mouvement est parfaitement symétrique au niveau :

— des ailes iliaques,
— des obliques,
— des spinaux,
— de la mobilité rachidienne.

B. — SYSTÈME DROIT

OBSERVATION 4 : *Enroulement du tronc*

a) **Coordonné.** — Le sujet est couché sur le dos, il doit sans l'aide des mains s'asseoir, s'accroupir, se relever.

— Bascule de la tête : même mouvement que le « oui », la tête se soulève, le visage s'oriente vers l'avant à 45° environ puis le cou s'enroule, les bras se portent en avant pendant que le thorax se replie et s'enroule et que le sternum s'abaisse; puis les grands droits amènent à la position assise, les jambes se fléchissent, les bras se portent en avant des pieds, le tronc continue à s'enrouler sous la traction de la tête. Lorsque celle-ci arrive en avant des pieds, le bassin quitte le sol et le sujet est accroupi. Restant en appui sur l'avant-pied, la tension se propage aux fessiers et le sujet déplie en même temps hanches et genoux. Il se relève avec le bassin d'emblée redressé.

La tension de la nuque est immédiate, il n'y a pas de lordose lombaire.

b) **Mal coordonné.** — Pas de bascule de la tête au départ du mouvement, le sujet la tire avec les les sternos, le visage face au plafond, il soulève et avance les épaules et lorsque le cou est arrivé à un certain degré de lordose, le sujet bascule la tête à la verticale; les bras sont en avant, têtes humérales saillantes. Habituellement le sujet ne parvient pas à s'asseoir sans l'aide des mains. Il pousse le sternum en avant par une tension des spinaux; ceci s'accentue fortement au niveau de la cinquième lombaire, le bassin est assis alors que le dos est loin de la verticale.

Il n'y a aucun enroulement progressif du rachis mais une extension cervicale, puis lombaire.

OBSERVATION 5 : *Redressement*

a) **Coordonné.** — Le sujet est assis au sol talons rapprochés contre les fesses, les mains devant les genoux.

Lorsqu'il se redresse : les spinaux redressent le rachis depuis le sacrum. Il n'y a pas de saillie des épineuses lombaires ni d'inversion dorsale ou cervicale. Toutes les épineuses apparaissent également sous la peau; la nuque est tendue et le regard horizontal; les épaules s'emboîtent vers le bas pendant que s'ouvrent en largeur les dernières côtes; les grands droits sont tendus et le sternum baissé (prévenir le sujet de ne pas « bomber » le thorax).

b) **Mal coordonné.** — Dans cet exercice, le sujet se place en cyphose lombaire et lordose dorsale, plus il travaille l'extension, plus il accentue son inversion; de plus le sternum est poussé en avant et les épaules soulevées.

OBSERVATION 6 : *Le tronc sert d'appui entre mains et pieds*

a) **Coordonné.** — Le tronc donne appui au travail des mains et des pieds lorsque le sujet fait le mouvement de *pousser* (une table par exemple); le sujet se place les deux mains sur le bord de la table à la distance d'un bras environ; il place un pied en arrière, l'autre en avant, puis il pousse la table en :

— redressant le bassin,

— utilisant les fessiers et abdominaux,

— ouvrant la partie inférieure du thorax pour y appuyer les omoplates qui s'abaissent pendant qu'il tend la nuque avec les muscles hyoïdiens et vertébraux.

Le tronc est arc-bouté en position de coordination. Le déplacement du meuble est relatif surtout à la poussée des membres inférieurs.

b) **Mal coordonné.** — Le sujet se place en soulevant les épaules puis il lordose la colonne cervicale et pousse la table avec les spinaux en lordose lombaire. Il bascule le bassin en avant, ce qui ne permet pas le travail normal des fessiers, ni celui des membres inférieurs.

C. — SYSTÈME CROISÉ

OBSERVATION 7 : *Assis d'une fesse sur l'autre*

a) **Coordonné.** — L'exercice va mettre le plus électivement possible au travail le système croisé en essayant de limiter l'action des membres et en stabilisant le système droit :

Assis sur une fesse, jambes fléchies, les deux pieds près de la fesse opposée, bras croisés. Maintenir la tête en avant au-dessus des genoux, nuque tendue, il s'agit d'augmenter le travail du système droit et d'inverser le travail des obliques pour aller s'asseoir sur l'autre fesse. Le sujet ne doit pas s'aider des bras, ni redresser la tête et le rachis en extension, mais rester enroulé en

avant. Tête et genoux sont les points fixes; il ne doit pas déplier les genoux en passant à la position intermédiaire.

b) **Mal coordonné.** — La tête ne reste pas au-dessus des genoux. Le sujet se redresse à genoux, en extension, puis il se laisse tomber de l'autre côté sans s'amortir.

OBSERVATION 8 : *Cou*

a) **Coordonné.** — Le sujet doit tourner la tête en avançant l'omoplate pour porter la bouche sur la tête humérale en faisant le mouvement de l'enfant qui s'essuie les lèvres; la nuque doit rester tendue et le tronc droit. Ce mouvement contrôle : l'amplitude des premières articulations vertébrales, le travail des sternos, la liberté de l'omoplate (phase supérieure du mouvement de coordination), l'amplitude du trapèze.

b) **Mal coordonné.** — Le sujet place la bouche sur le bras, il ne peut pas tourner la tête aisément, elle reste de 3/4 avec un mouvement peu harmonieux.

OBSERVATION 9 : *Assis, regarder derrière soi*

a) **Coordonné.** — Cet exercice est destiné à contrôler l'utilisation du système croisé au niveau du thorax : le mouvement s'inverse entre thorax supérieur et inférieur.

Le sujet est assis jambes accrochées aux pieds de la chaise afin d'immobiliser le bassin : tourner la tête vers l'arrière jusqu'à ce qu'apparaisse dans le champ visuel le mur placé du côté opposé (se tournant à droite, voir le mur qui est à sa gauche).

Observer l'importance du mouvement du cou par rapport à celui du tronc. Les épaules doivent être perpendiculaires au bassin. Le sujet doit spontanément prendre appui sur la cuisse droite avec la main gauche, pour forcer la torsion.

b) **Mal coordonné.** — Le sujet tourne la colonne cervicale, le mouvement du thorax est insignifiant, bassin et épaules n'arrivent pas à être perpendiculaires.

D. — RESPIRATION

(voir note p. 157)

OBSERVATION 10

Aperçu très succint sur la respiration qui ne peut en aucun cas tenir lieu d'examen respiratoire.

a) **Coordonné.** — *Respiration globale :* allongé sur le dos, genoux fléchis : observer l'amplitude.

Respiration nasale supérieure : la contrôler en serrant légèrement le nez au niveau du bord des cartilages des fosses nasales. Les sujets qui n'utilisent que le méat inférieur ne sont nullement gênés.

Diaphragme : placer une main sur le thorax, l'autre à l'angle de Charpy; demander d'immobiliser le thorax et de respirer avec le ventre, le sujet y parvient spontanément sans ajouter de mouvement de spinaux en lordose. La contraction est brusque au reniflement.

Thorax inférieur : couché ou assis en tailleur, mains placées au niveau des dernières côtes, doigts vers le rachis, le sujet doit fixer le sternum avec les grands droits et inspirer en écartant les dernières côtes.

Thorax supérieur : assis en tailleur, le sujet doit inspirer en ouvrant le thorax supérieur latéralement en direction de la tête humérale. Plus son thorax s'ouvre, plus il tend la nuque et abaisse les omoplates qui servent d'appui aux muscles inspirateurs accessoires.

b) **Mal coordonné.** — *Respiration globale* de très petite amplitude, étriquée.

Nasale supérieure : le sujet n'utilise que le méat inférieur.

Diaphragme : ne peut renifler; le diaphragme est peu utilisé et souvent en respiration paradoxale.

Thorax inférieur : reste en expiration.

Thorax supérieur : reste en inspiration.

E. — CONTROLE
DE LA COMMANDE

(voir note p. 165, relaxation)

OBSERVATION 11 : *Possibilité d'inhibition et de contraction contrôlées*

La relaxation est une inhibition, une diminution du tonus. Cela suppose que le sujet ait une commande volontaire possible, il est nécessaire de pouvoir commander pour pouvoir inhiber, nécessaire aussi que le tonus soit équilibré :

— demander au sujet la relaxation;

— demander des contractions et inhibitions partielles, sur un membre, un muscle, etc.

F. — VISAGE

OBSERVATION 12

a) **Coordonné.** — Le visage est détendu; le front n'est pas plissé vers le haut, les sourcils ne sont pas serrés; la base du nez est musclée, la peau n'y est pas plissée; la distance du coin de l'œil à la narine est allongée, souple, musclée; les ailes du nez sont mobiles sans rester exagérément ouvertes; les pommettes ne remontent pas en direction du coin de l'œil mais restent en dehors vers l'os malaire; la bouche est fermée, les lèvres sont toniques; les commissures sont souples, légèrement tirées vers le haut; l'espace entre la lèvre supérieure et la base du nez est long, mobile, bien étoffé de muscles; la lèvre supérieure donne une poussée vers le bas; la houppe du menton s'étale vers la pointe, il n'y a pas de pli sous la lèvre inférieure; l'angle des masseters est bien marqué.

b) **Mal coordonné.** — Visage tendu ou atone mimique pauvre; le nez est peu charnu à la base, souvent plissé; les zygomatiques sont remontés en direction du coin de l'œil, tirés par le releveur commun; la musculature de la lèvre supérieure n'est pas développée; les lèvres sont grosses et molles et la bouche est ouverte, ou très minces et peu utilisées; la houppe du menton remonte et repousse la lèvre comme pour faire la moue; les commissures sont tirées vers le bas; les buccinateurs sont rétractés et le coin des lèvres disparaît sous un volume charnu.

Exercices. — a) **Coordonné.**— Plisser le front — serrer les sourcils — faire bouger le bord du cuir chevelu; fermer un œil, puis l'autre; serrer les lèvres pour faire la bouche ronde en « O », les pousser en avant en « U »; le sourire tire le coin des lèvres vers les oreilles, mais la lèvre supérieure ne remonte pas (élévateur commun à la suite d'un plissement de nez); toucher la lèvre supérieure avec la pointe de la langue, la gouttière devient plus profonde; la mimique abaisse la pointe du menton avec la houppe et remonte les deux parties latérales avec le triangulaire des lèvres, l'ensemble de ce mouvement formant le « U » du menton.

Le coin des lèvres n'est jamais tiré vers le bas; la parole fait se dessiner le « U » des zygomatiques et celui du menton; la fermeture des lèvres se fait avec tout le pourtour de la bouche auquel s'ajoute la contraction de l'orbiculaire propre (les lèvres deviennent toniques, se plissent), le buccinateur se laisse étirer; les lèvres sont très mobiles lors de la parole, les joues se forment en « U », la prononciation est distincte. Sortir la langue vers la lèvre inférieure puis supérieure, puis vers les commissures droite et gauche, la mâchoire restant immobile; étaler la langue en largeur puis la serrer en pointe; mâcher sans ouvrir les lèvres; déglutir (sentir masseter et larynx). L'ensemble du visage est mobile, la mimique est variée, le regard est mobile et la tête le suit aisément.

b) **Mal coordonné.** — L'espace entre la lèvre supérieure et la base du nez est mou, vide de muscles; le sourire plisse le nez et remonte la lèvre supérieure vers les narines; la houppe du menton remonte vers la lèvre; le « U » des zygomatiques n'apparaît pas; la bouche reste fréquemment ouverte; la prononciation labiale est fruste; souvent le regard ne suit pas le geste, il est peu mobile.

Contrôle manuel. Etat des tissus. — a) **Coordonné.** — Aucune adhérence de la peau qui est souple, particulièrement au niveau :
— du cuir chevelu,
— du front,
— de la région du temporal,
— de l'attache des ailes du nez,
— de la base du nez,
— du pourtour des lèvres,
— au-dessus de la houppe du menton,
— sur le triangulaire des lèvres à son insertion au bord du maxillaire,
— autour des oreilles,
— au niveau du muscle occipital.

Muscles et aponévroses ne doivent pas adhérer à l'os, mais être assez longs et souples, avoir un volume. Ceci est particulièrement net pour :
— le pyramidal,
— le transverse,
— l'élévateur commun de la lèvre et de l'aile du nez,
— les zygomatiques qui ne doivent pas remonter vers l'œil à leur insertion inférieure tirée par l'élévateur commun,
— le canin et le myrtiforme,
— le buccinateur,
— le triangulaire des lèvres prolongé par les peauciers du cou.

b) **Mal coordonné.** — Adhérence de la peau à tous les niveaux; insuffisance des muscles : pyramidal, transverse, canin, myrtiformes, zygomatiques; rétraction des élévateurs communs et triangulaires des lèvres; hypertonie des buccinateurs.

G. — CONTROLE MANUEL DU TRONC

SYSTÈME DROIT

OBSERVATION 13 : *Réaction des fléchisseurs*

a) **Coordonné.** — Sujet assis au sol, jambes tendues, se placer derrière lui, maintenir la partie supérieure du thorax, placer une main sur le sternum au niveau de la troisième côte : donner de petites secousses rapides en direction du bassin. Ces secousses sont destinées à déclencher une contraction musculaire, et non à donner une poussée. Elles ne consistent donc pas à appuyer. L'observateur doit lancer la main très brusquement en extension et la rattraper par une flexion aussi rapide avant qu'ait lieu le déplacement, un peu comme on le ferait pour faire claquer un fouet mais avec un déplacement extrêmement petit. La secousse doit être orientée en direction du sternum vers le pubis; elle provoque l'excitation des grands droits.

Selon l'amplitude du mouvement et son rythme, on obtient :

— Des mouvements intenses de quelques centimètres d'amplitude, la contraction des grands droits tire, par réaction, le sujet en avant.

— Des mouvements rapides, associés à une expiration réflexe.

— Des mouvements maintenus sous forme de vibration; demander alors au sujet de laisser vibrer les cordes vocales bouche fermée.

b) **Mal coordonné.** — On n'obtient à l'exercice précédent :

— ni réaction des grands droits;
— ni expiration;
— ni son vibré.

ETAT DES TISSUS. — Muscles.

Ont tendance à être trop courts :

— trapèzes supérieurs et moyens;
— les muscles qui vont de l'os hyoïde à la pointe du menton;
— les intercostaux;
— petits obliques insérés aux dernières côtes;
— spinaux cervicaux et lombaires.

Ont tendance à être trop longs :
— les muscles allant de l'os hyoïde vers l'oreille;
— grands droits;
— petit pectoral;
— périnée.

Aponévroses et peau : ont tendance à être *trop courtes* au niveau du cou (pas de liberté du larynx entre les sternos); de la nuque (surtout entre occipital et axis); du sternum et des cartilages costaux; du bord inférieur du thorax entre le bord des grands droits et la douzième côte; entre bord inférieur du thorax et aile iliaque; entre les apophyses transverses et aponévroses des spinaux et des fessiers sur le sacrum.

Ont tendance à être *trop longues :* gaine des grands droits; ligne blanche trop large; angle costal région sixième et dixième côte; cou entre le menton et la mastoïde.

SYSTÈME CROISÉ

OBSERVATION 14 : *Dissociation bassin-thorax*

a) **Coordonné.** — C'est un mouvement élémentaire de torsion qui met en évidence le blocage du système croisé.

Le sujet est couché sur le dos, jambes fléchies, placer une main sur le sternum pour contrôler l'immobilité du thorax pendant que l'autre main, prenant les genoux, les ramène à la verticale puis les fait basculer de droite à gauche jusqu'au sol. Le mouvement doit être complètement libre, aucun freinage, les épaules restent sans effort au sol.

b) **Mal coordonné.** — Le thorax suit les membres inférieurs ou freine considérablement le balancement du mouvement.

OBSERVATION 15 : *Manipulation en flexion-extension croisée*

Ce mouvement met en évidence le mouvement propre à la couche profonde de flexion et superficielle d'extension de chaque côté.

Il permet de contrôler le rapport entre le mouvement des première côtes et des dernières.

a) **Coordonné.** — Le sujet est couché sur le côté, la jambe inférieure tendue, la jambe supérieure fléchie, le bras souple en avant.

Prendre dans une main la base du cou afin de pouvoir exercer une pression sur les premières côtes avec le bout des doigts pendant que l'on maintient l'épaule avec la paume de la main, de l'autre main envelopper les dernières côtes; faire un mouvement en sens opposé qui va coucher en flexion les côtes les unes sur les autres, sans rapprocher les deux mains, mais plutôt en les écartant pour imprimer aux côtes un léger glissement comme un mouvement de tiroir; faire le mouvement inverse qui ouvre le thorax en extension, la main supérieure prend appui avec la paume en arrière de l'angle de l'omoplate pour repousser le thorax en avant pendant que l'autre main ouvre les dernières côtes en arrière. Le passage d'un mouvement à l'autre doit être suivi facilement par le sujet, il l'accompagne spontanément avec la tête et le bassin, le tonus est proche de la relaxation.

ETAT DES TISSUS (muscles aponévroses, peau) :

Le sujet est couché sur le côté, bras levé : observer les espaces intercostaux, ils doivent avoir un écartement égal sur leur longueur et égal entre eux.

Le sujet maintient le bassin vertical et laisse tourner le thorax en arrière pour placer les épaules au sol.

Les muscles obliques doivent avoir une longueur suffisante entre épine antérieure, côté sol, et le thorax opposé.

Autres muscles : comme pour le système droit.

b) **Mal coordonné.** — A la flexion le thorax supérieur ne se replie pas, il ne glisse pas en mouvement de tiroir; à l'extension le thorax inférieur ne s'ouvre pas, la région lombaire ne s'allonge pas.

OBSERVATION 16 : *Omoplate*

Coordonné. — L'équilibre entre les tractions musculaires doit laisser l'omoplate libre à la manipulation.

Saisir dans la paume de la main la tête humérale et de l'autre main l'angle inférieur de l'omoplate; basculer l'apophyse coracoïde dans le sens du petit pectoral; l'amener vers la bouche; l'emboîter en resserrant l'angle inférieur de l'omoplate vers le rachis.

Le trapèze ne doit retenir en aucun sens.

ETAT DES TISSUS. — La contraction du petit pectoral ne doit pas être limitée par le trapèze moyen et éventuellement supérieur; il doit être possible d'emboîter manuellement l'omoplate et de ramener la pointe vers le rachis en glissant le pouce du côté du bord externe sans être retenu par le faisceau inférieur du grand dentelé. Le trapèze supérieur doit être étalé sur la colonne cervicale et prolonger sa masse verticalement par les trapèzes moyen et inférieur. Il doit être assez souple pour que l'on puisse passer les doigts entre le plan du trapèze et celui des complexus. Le faisceau inférieur du grand pectoral doit être étalé très bas, ne pas remonter le petit pectoral vers le haut par adhérence aponévrotique.

CHAPITRE III

MEMBRES INFÉRIEURS

I. — CONSTITUTION D'ENSEMBLE
(fig. 84)

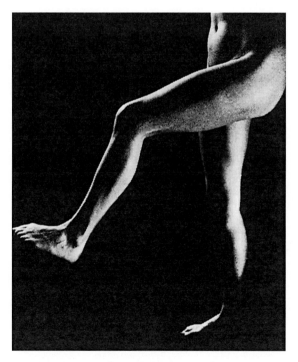

Fig. 84. — *Les trois unités de coordination du membre inférieur.*

Le membre inférieur est formé de trois unités de coordination (fig. 85) :

— Une, sphérique : le *pied;* elle dirige le mouvement.

— Deux, transitionnelles : *l'unité iliaque;* elle fait participer le membre inférieur au tronc.

— La *jambe,* elle transmet la tension et le mouvement au pied.

L'unité de coordination sphérique, le *pied, est repoussée jusqu'à l'extrémité distale :* c'est elle

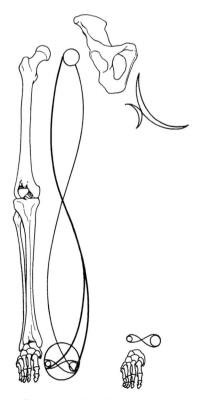

Fig. 85. — *Les trois unités du Membre Inférieur :* « unité iliaque »; « jambe »; « pied ».

qui organise le mouvement et s'établit dans une relation avec le tronc. Les deux unités transitionnelles forment un long ressort capable, partant du pied, de propulser le tronc vers le haut.

Nous voyons que le membre inférieur pourra tenir le tronc érigé sur le pied à cause de la disposition bout à bout de ses unités transitionnelles, alors que, comparativement, le tronc possède l'équivalent, une unité d'enroulement, le système droit et de chaque côté le mouvement en lignes brisées du système croi-

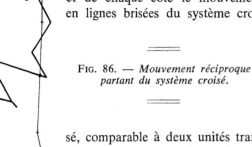

FIG. 86. — *Mouvement réciproque partant du système croisé.*

sé, comparable à deux unités transitionnelles, l'unité d'enroulement étant pour lui centrale et non déjetée à l'extrémité comme le pied au bout du membre.

Le système croisé, de chaque côté, prolonge les deux unités transitionnelles (jambe et unité iliaque) comme s'il en formait une troisième, mais les deux côtés du tronc sont solidaires par le système droit. C'est là que se construit le mouvement réciproque des membres : par le système croisé, flexion d'un côté, extension de l'autre, se prolongeant jusqu'aux pieds (fig. 86).

Ainsi le mouvement des membres inférieurs, la marche, met-il tout le tronc en action puisque c'est à la tête que commence le mouvement latéralisé du tronc pour fléchir la jambe et ainsi se propager jusqu'au pied. Nous verrons à l'inverse que lorsque le pied dirige le mouvement, c'est-à-dire lorsque l'appui du membre inférieur n'est plus au tronc, comme pour la flexion, mais au sol, il existe un dispositif des os et des muscles qui rassemble l'activité des fléchisseurs et extenseurs dans un sens unique, celui de l'extension.

Ainsi le mouvement part-il du pied pour tendre le membre inférieur et redresser le tronc jusqu'à la tête.

Tout mouvement des membres inférieurs ne peut s'étudier que dans son déroulement complet de la tête au pied ou du pied à la tête. C'est pourquoi le nouveau-né fait ses premiers exercices de préparation à la marche lorsqu'il déglutit avec ses fléchisseurs.

Les membres supérieurs sont plus complexes et la mobilité des omoplates leur permet d'atteindre une certaine indépendance. Les membres inférieurs, au contraire, sont solidaires du tronc, ils en sont le prolongement.

Remarquons que l'enroulement du tronc se traduit par un redressement du bassin, ailes iliaques vers l'arrière, correspondant au mouvement d'extension du bassin sur le membre en appui, donc de l'extension de la hanche; en même temps, le système droit enroule le bassin et étend le membre en appui, par un même mouvement, dans un même sens. En même temps, la stabilité et la puissance du tronc, dues à son pouvoir d'enroulement, coïncident avec l'extension des membres inférieurs en position debout.

II. — LES TROIS UNITÉS DE COORDINATION

A. — L'UNITÉ ILIAQUE

1° *Rôle*

Elle s'étend de l'articulation sacro-iliaque au cotyle. C'est une unité transitionnelle. Elle fait *encore* partie de la structure d'enroulement du tronc, et *déjà* du mouvement en lignes brisées qui caractérise les membres.

L'unité iliaque, comme le thorax, lorsque l'action musculaire est symétrique, fait partie de la mécanique d'enroulement. Ainsi le sujet planté debout sur ses deux pieds utilise ses unités iliaques en prolongement du système droit, pour stabiliser son appui sur les deux membres inférieurs en extension.

Lorsque les tractions musculaires sont asymétriques, lors de l'action par le système croisé, les unités iliaques inversent leur action comme dans la marche.

Nous allons voir dans l'étude de la mécanique qu'il y aura toujours une part du mouvement liée au système droit et l'autre au système croisé. L'unité iliaque se partage entre le rôle d'appui lié au tronc et le rôle dynamique du membre.

L'articulation sacro-iliaque participe à l'enroulement du tronc puisque l'aile iliaque s'ouvre vers l'arrière par l'action du périnée. Or, ce même mouvement répond au travail des fessiers dans l'extension de la hanche. C'est ainsi que par une même mécanique, la flexion du tronc devient extension du membre au niveau de l'unité iliaque.

Ce rôle permet d'expliquer la statique humaine, fondée sur l'enroulement du tronc en même temps que sa position érigée.

2° *Situation*

Les deux éléments sphériques de l'unité iliaque sont concaves : d'un côté le cotyle, de l'autre la courbure inférieure du bassin, articulée par la

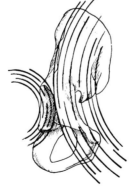

Fig. 87. — *Les deux surfaces sphériques de « l'unité iliaque » sont concaves.*

sacro-iliaque et le pubis (fig. 87). C'est seulement de ce mouvement sacro-iliaque que nous tiendrons compte, puisque cette articulation a un mouvement réel alors que le pubis n'est qu'un point d'appui mobile qui permet le mouvement sacro-iliaque.

Les axes qui unissent les éléments sphériques

sont les lignes de force horizontales du bassin : la ligne innominée est essentiellement un appui; les deux autres déterminant le degré d'ouverture et, par-là, l'orientation de la crête iliaque, ont un caractère dynamique : elles agissent sur l'articulation sacro-iliaque et sur l'orientation du cotyle.

Observons le mouvement de l'unité iliaque au niveau des os lors de l'extension.

3° *Enroulement du bassin. Extension de la hanche*

a) **Mouvement au niveau des os.** — *L'unité iliaque* rend participants l'un de l'autre le mouvement du tronc et celui du fémur. Par la sacro-iliaque, elle s'unit au rachis; par le pubis, au pilier antérieur, participant ainsi au système droit; par l'aile iliaque, elle participe au mouvement du système croisé; par le cotyle, elle participe à l'activité du membre.

Participation a l'enroulement du tronc :

sacro-iliaque. — Le mouvement d'enroulement, nous l'avons vu, amène les sacro-iliaques en contre-nutation et ouvre les ailes iliaques vers l'arrière. C'est le mouvement de redressement du tronc avec le grand oblique.

cotyle. — Le rapprochement des ischions rend plus oblique l'axe qui s'étend de l'ischion à la crête iliaque, aussi le toit du cotyle s'oriente-t-il davantage *vers le dehors* et vient coiffer plus largement la tête fémorale.

Le redressement du bassin *oriente le cotyle vers l'arrière* sur la tête fémorale et amène l'épine antéro-inférieure au-dessus de celle-ci, rassemblant en faisceaux, au sommet du toit, les tendons des muscles qui s'y insèrent. Dans ce mouvement de redressement, le cotyle s'oriente vers l'arrière et en dehors, dans la mesure où la crête iliaque s'ouvre vers le plan frontal (fig. 88).

Le mouvement d'enroulement du bassin observé au cotyle correspond à l'extension de la hanche.

A quelle mécanique musculaire correspond ce mouvement ?

b) **Mécanique musculaire.** — sacro-iliaque. — Le mouvement fondamental des sacro-iliaques a été observé avec le système droit, il résulte du travail du périnée.

COTYLE. — L'orientation particulière que donne au cotyle le travail du périnée va correspondre au mouvement de certains muscles mono-articulaires qui appartiennent en même temps aux deux unités de coordination : unité iliaque et jambe, parce qu'ils agissent sur le mouvement de

maximum et les fléchisseurs de hanche seront complètement étirés.

Lorsque l'appui est au bassin, la mécanique est tout autre. Les obturateurs contournent en bas l'épine sciatique pour remonter obliquement au-dessus du grand trochanter. La traction sur le grand trochanter fera donc basculer celui-ci en direction de l'épine sciatique. Ce mouvement n'est autre que le début de la flexion; cette ébauche

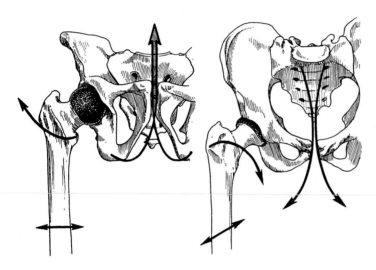

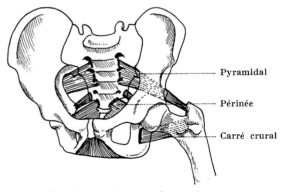

FIG. 88. — *Le mouvement de la hanche résulte d'un mouvement simultané du bassin et du fémur.*

la tête fémorale dans le cotyle. Partant du sacrum, à la suite du périnée, le pyramidal dépasse l'ischion pour aller s'insérer au fémur (fig. 89). Lorsque se contractent périnée et pyramidal, les ischions se rapprochent et la tête fémorale tourne en dehors. Ce mouvement commence celui du carré crural, tendu dans le même sens de l'ischion au fémur. Le travail de ces muscles se prolonge par celui des *obturateurs*.

Nous pouvons observer pour le membre inférieur deux conditions de travail :

— Fémur fixé par l'appui au sol, le cotyle se mobilise par rapport à la tête fémorale qui sert d'élément stable.

— Ou fémur libre de tout appui, c'est la tête fémorale qui se mobilise dans le cotyle.

Lorsque l'appui est au sol, l'orientation oblique en bas des obturateurs va forcer au maximum la rotation externe, donc l'extension de la hanche.

Ce travail des pelvi-trochantériens se prolonge par celui des fessiers; la tension atteindra son

de flexion est possible à cause de la distance relativement importante entre le point d'appui de la tête fémorale et l'insertion des obturateurs (fig. 90). Cette flexion est aussitôt reprise et amplifiée

FIG. 89. — *Passage du mouvement : du périnée aux pelvis-trochantériens.*

par le pectiné et le petit adducteur. Nous voyons que toute cette flexion se situe dans une rotation externe, elle va rejoindre le travail du psoas.

L'intérêt de ce mécanisme est d'observer qu'un même système musculaire pourra, selon le point d'appui, prolonger l'enroulement du tronc par le périnée, soit par une extension de hanche (fémur

neraient un important mouvement de nutation de la sacro-iliaque si au niveau de l'ischion la structure axiale ne maintenait constant en sens inverse le mouvement d'enroulement (fig. 91).

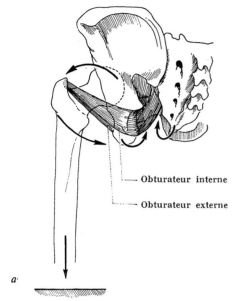

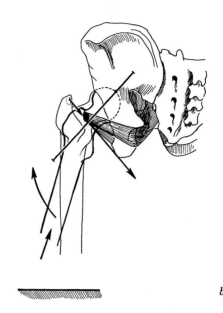

Obturateur interne

Obturateur externe

a   b

FIG. 90. — *Action des obturateurs.*

a) Lorsque les membres inférieurs sont en appui au sol, ils provoquent la rotation externe du fémur et le redressement du bassin. *b)* Lorsque le membre inférieur est libre, les obturateurs, par leur orientation, débutent la flexion.

fixe), soit par une flexion de hanche (fémur mobile). C'est un dispositif de renforcement de la réciprocité du mouvement. Il n'agit pas seul mais s'insère dans l'ensemble de la réciprocité : système croisé, inversion du travail des muscles des membres inférieurs lors de l'appui (ce que nous verrons plus loin). Nous sommes déjà passés au mécanisme de flexion. Observons le mouvement de l'unité iliaque au niveau des os lors de la flexion.

4° *Enroulement du bassin.*
Flexion de la hanche

Mécanisme des os et des muscles. — Le mouvement de flexion bascule l'aile iliaque en avant par le mécanisme du système croisé, avec le petit oblique ce mouvement se prolonge par la traction du muscle iliaque et donc du psoas qui fléchit la hanche. Il débute la traction des muscles des épines antérieures.

Ainsi, toutes ces tractions vers l'avant entraî-

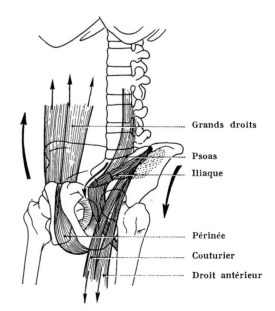

Grands droits

Psoas

Iliaque

Périnée

Couturier

Droit antérieur

FIP. 91. — *Périnée et grands droits maintiennent le bassin vers l'enroulement pendant la traction des fléchisseurs de hanche dont l'action inverse le basculerait en avant.*

Cela permet malgré tout un certain jeu de la sacro-iliaque, et tout l'équilibre de l'unité iliaque est lié au rapport de ces deux mécanismes qui doivent, l'un et l'autre, s'opposer harmonieusement.

Où placer dans cette flexion le rapport de réciprocité des obturateurs ? C'est après la phase d'extension du pas, à l'instant où le membre en

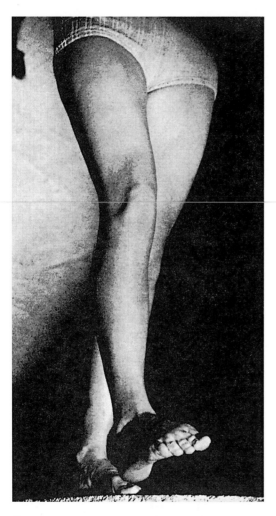

Fig. 92. — *Le pied met le membre sous tension et le dirige.*

extension se trouve déchargé du poids du corps. Toutes les forces de flexion se trouvent alors rassemblées simultanément : venant de la tête, le système croisé qui aboutit à la traction du psoas iliaque, l'inversion de la traction des obturateurs,

et, nous le verrons, la flexion venant du pied. Tout concourt à fléchir la hanche.

5° *Observations*

a) Il faut remarquer que les fléchisseurs mono-articulaires de la hanche sont rotateurs externes, comme les extenseurs : obturateurs, pectinée, adducteurs, psoas-iliaque de même que fessiers, pelvi-trochantériens. Nous verrons avec la jambe le mouvement de la tête fémorale dans le cotyle. Mais remarquons déjà que tout mouvement au niveau de l'unité iliaque et qui concerne le rapport avec le fémur est organisé dans un véritable « milieu en rotation externe ».

b) Si l'unité iliaque est partie commune avec le tronc, si son équilibre est fragile parce qu'elle participe aux deux systèmes pour la stabilité et pour la dynamique en même temps, si les muscles y sont puissants en même temps que leur organisation est délicate, nous voyons qu'elle représente un élément fondamental capable de déséquilibrer la mécanique du tronc comme celle du membre inférieur.

C'est pourquoi toute atteinte pathologique de la coordination motrice, quelle qu'elle soit, se traduit toujours par un déséquilibre de l'unité iliaque, touchant l'articulation du bassin, sacro-iliaque L_5-S_1 et l'articulation de la hanche.

B. — L'UNITÉ « JAMBE »

1° *Rôle*

L'unité « jambe » s'étend de la tête fémorale au pied, celui-ci constituant un élément sphérique comparable à la main.

Elle tient son rôle du long et puissant bras de levier qu'elle constitue. Par ce moyen le tronc a donc la possibilité de prolonger jusqu'au pied le mouvement réciproque du système croisé et de le différencier nettement droite et gauche.

Si l'on considère le mouvement, partant du pied, la jambe prolonge et amplifie l'impulsion primitive de celui-ci, le pied dirige la jambe (fig. 92 et 93).

2° *Situation*

Précisons les éléments constituant cette unité de coordination (fig. 94).

a) La sphère fémorale et les muscles qui la mobilisent. Nous serons amenés à tenir compte

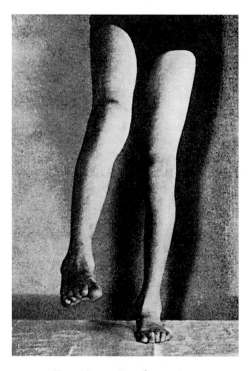

FIG. 93. — *Pas de tension,*
le mouvement du membre est un ballancement.

des points d'insertion de ces muscles et en particulier à l'ischion et aux deux épines antéro-supérieures.

b) L'articulation du *genou* où la rotation externe du fémur s'inverse par la rotation interne du tibia, le sens du mouvement de celui-ci se prolongeant jusqu'au premier orteil.

c) L'articulation *calcanéo-cuboïdienne* où la rotation externe du calcanéum sous forme de bascule en dehors s'inverse par la rotation interne du cuboïde.

Ces inversions de rotation mettent en condition d'enroulement la *voûte antérieure* du pied; celle-ci constitue le deuxième élément sphérique opposé par sa rotation à la tête fémorale. On re-

PIRET.

trouve là le principe de la coordination. Observons d'abord quelques aspects de la mécanique de la jambe.

3° *Aspects de la mécanique*

a) **Le mouvement de la hanche.** — Il faut considérer en premier lieu le mouvement du fémur. La tête fémorale étant sphérique, elle va se déplacer dans les trois dimensions de l'espace.

EXTENSION (fig. 95 et 96). — Son mouvement essentiel est l'extension puisque l'homme s'est construit pour être debout. Nous allons observer comment se déroule ce mouvement et cela dans toute sa course.

Partons de l'extrémité opposée, la flexion complète du fémur, genou contre le thorax; que se

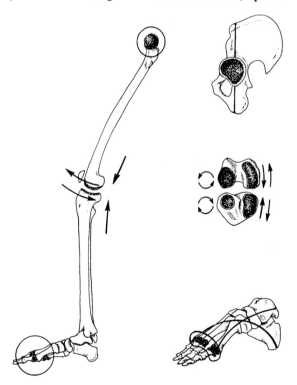

FIG. 94. — *La forme des condyles permet l'inversion du sens des rotations entre la hanche et le pied.*

passe-t-il au niveau de la tête fémorale, et quelle est la mécanique du mouvement ?

Le genou va décrire une courbe régulière dans le plan sagittal. Il restera de face, c'est-à-dire que le corps de l'os ne modifiera pas son degré

6

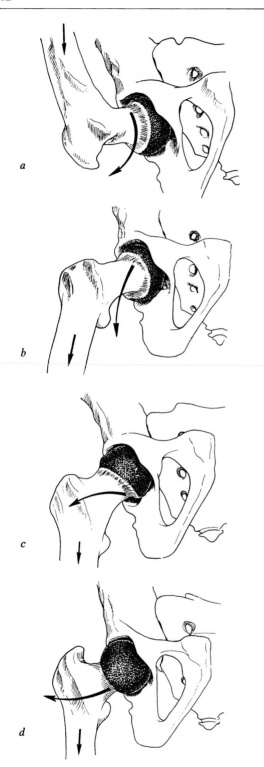

FIG. 95. — *Passage de la flexion à l'extension : pendant le mouvement pendulaire du fémur, la tête change d'orientation et tourne en rotation externe.*

de rotation, le genou est toujours orienté en avant (toute rotation interne ou externe s'observant dans les déséquilibres pathologiques).

Pendant la première partie de sa course, le mouvement est pendulaire, le mouvement de la tête fémorale est dans le même sens que le corps de l'os, dans le plan sagittal. Mais lorsque le fémur dépasse l'horizontale d'environ 20°, le mouvement se modifie au niveau de l'extrémité supérieure du fémur. Ceci est dû à l'orientation du col par rapport à celle du cotyle. En effet, à ce niveau, pendant que le corps du fémur continue son mouvement pendulaire, la tête change d'orientation et tourne en rotation externe. Ce mouvement se prolongera jusqu'au bout de l'extension. La rotation externe correspond exactement à la course de travail du grand fessier et des faisceaux inférieurs du moyen fessier.

Comment ce mouvement de rotation externe de la tête et du col provoque-t-il l'extension du fémur ?

Entre le point d'appui de la tête au fond du cotyle et l'insertion des fessiers sur le grand trochanter, le bras de levier a environ 10 cm. Le point de déplacement à observer pour l'extension est le genou puisqu'il s'agit d'amener en arrière le pied.

Le grand fessier va rapprocher son point de traction, le grand trochanter, du sacrum. C'est ce mouvement vers l'arrière qui fait tourner la tête fémorale vers l'avant. Comme elle est éloignée du point de traction de toute la longueur du col, elle est littéralement chassée en avant, mais étant le point de pivotement c'est le grand trochanter qui se déplace, entraînant vers l'arrière le fémur. C'est ce mouvement que nous observons au genou. La traction des fessiers n'est pas horizontale mais oblique vers le haut. Après un certain degré de rotation horizontale le mouvement devient de plus en plus oblique avec les faisceaux les plus postérieurs et le genou s'élève en arrière, vers le haut, il arrive au bout de la course d'extension.

FLEXION (fig. 97, 98 et 99). — La particularité à observer dans le mouvement de flexion est le rapport entre le sens du mouvement de la tête et celui du corps de l'os. En effet, à l'inverse du mouvement de rotation externe qu'a fait la tête fémorale pour amener le corps de l'os en exten-

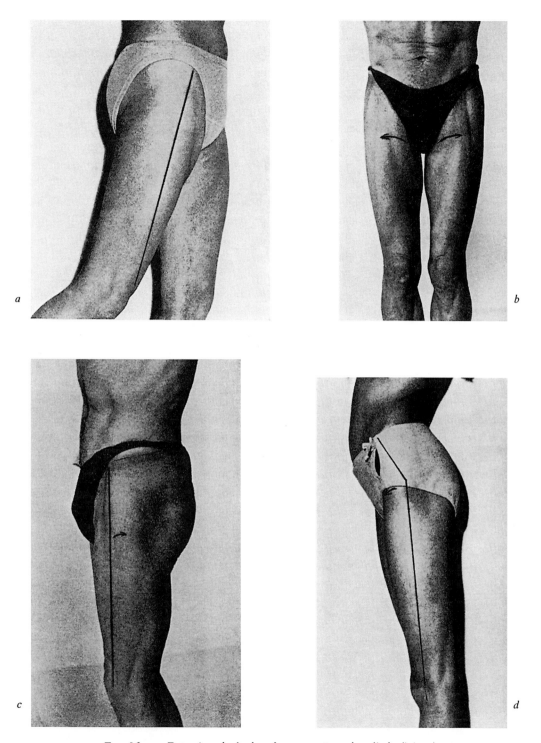

FIG. 96. — *Extension de la hanche : ouverture du pli de l'aine.*

a) Extension à la marche; *b)* Redressement debout (face); *c)* Redressement debout (profil); *d)* Bassin basculé en avant, rotation interne, le pli de l'aine est fermé.

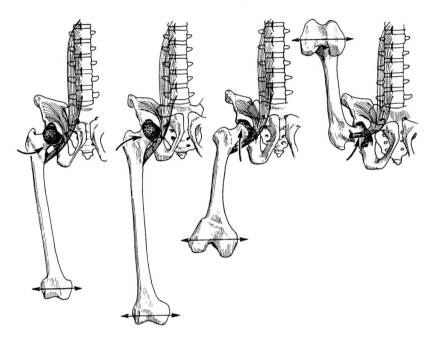

FIG. 97. — *Action du psoas.*

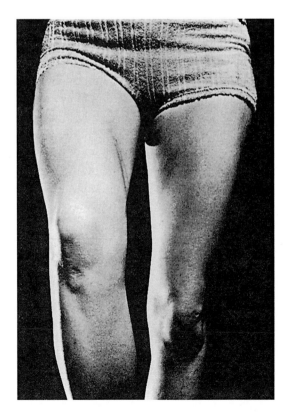

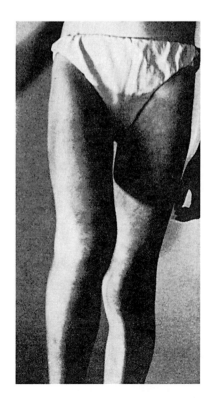

FIG. 98. — *Traction du psoas.*   FIG. 99. — *Traction des muscles des épines antérieures.*

sion, la première partie de la flexion, celle qui partant de l'extension complète amène le fémur à 20° environ au-dessous de l'horizontale, est due à l'orientation du col du fémur qui porte la tête en dedans, en rotation interne, à l'inverse du mouvement qu'elle a fait pour l'extension.

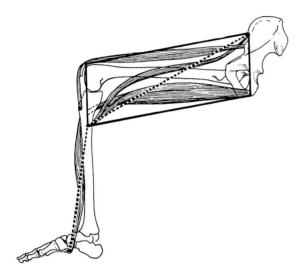

FIG. 100. — *Mouvement en « parallélogramme »
de la jambe.*

Ceci est dû aux orientations du cotyle, du col et de la tête du fémur. Lorsque le membre est en extension, l'axe du genou est dans le plan frontal. Comme il ne quitte jamais ce plan, il nous sert de référence.

Si nous observons l'os, non seulement le col fémoral éloigne obliquement la tête au bout de son bras de levier orienté en haut mais encore l'angle de déclinaison la déporte en avant.

Lors du mouvement de flexion, le col s'oriente vers l'arrière alors que la tête à l'extrémité du col étant un pivot, tourne en dedans. Ce mouvement s'effectue essentiellement par la traction du psoas-iliaque. S'il ne tirait pas le corps du fémur en rotation externe, celui-ci suivrait le sens du mouvement localisé à la tête et tournerait en dedans. Le psoas est-il rotateur interne ou externe, son travail a été souvent discuté. Il est possible d'expliquer qu'il est :

— rotateur externe si l'on considère son action sur le corps du fémur;

— rotateur interne si l'on considère le mouvement articulaire de la hanche qui tourne en dedans.

Avec le psoas les fléchisseurs de la hanche sont rotateurs externes parce qu'ils s'opposent à la rotation interne due à la forme de l'os pendant la flexion.

b) **Mouvement en parallélogramme** (fig. 100 et et 101). — Cuisses et jambes ne sont pas faites pour des mouvements fins, mais pour la puissance et la rapidité. Aussi un dispositif mécanique parfaitement conçu à cet effet, replie ou étend le membre. Nous l'appelons le parallélogramme de la jambe parce que c'est une mécanique assez similaire.

Quel enfant rodant à la cuisine n'a pas tiré sur le tendon des fléchisseurs d'une patte de poulet et n'a-t-il pas été surpris de voir toute la griffe se

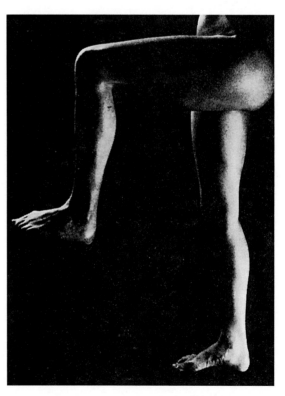

FIG. 101. — *Parallélogramme de la jambe.*

replier d'un seul coup ? C'est cette impression d'image globale qu'il faut conserver, mais ici elle a une toute autre envergure. C'est en tirant sur le psoas que tout le membre se replie, hanche, genou, cheville, orteils, et en contractant les fessiers qu'il s'étend. Observons ce parallélogramme.

Il est formé de deux groupes de muscles, quadriceps et ischio-jambiers, en avant et en arrière
du fémur. Lorsque la hanche et le genou
sont fléchis à angle droit, ils sont parallèles, ils
forment les deux longueurs d'un rectangle dont
les largeurs sont deux ensembles osseux : au

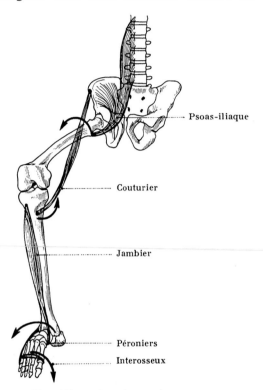

— Psoas-iliaque

— Couturier

— Jambier

— Péroniers
Interosseux

Fig. 102. — *Muscles conducteurs.*

niveau du bassin la ligne de force verticale de
l'ischion (ischion-cotyle-épines antérieures), au
niveau du genou, la partie supérieure du tibia
depuis l'insertion du couturier, les condyles fémoraux, incluant donc la rotule et l'articulation du
genou.

Le fémur donne sa solidité à la longueur du
parallélogramme. Il en augmente la complexité
puisque c'est en ajoutant l'action complexe du
fémur à sa mécanique qu'il s'ouvrira ou se fer-
mera.

La longueur des deux ressorts musculaires ne
se modifie pas lorsque le parallélogramme est
ouvert, le quadriceps devant parcourir une distance plus grande au genou puisqu'il le contourne,
en parcourt une d'autant moins grande à la hanche puisqu'elle est fléchie.

Il en est de même pour les ischio-jambiers
dont la longueur s'équilibre entre la flexion du
genou et le mouvement de l'ischion.

Le rapport hanche-genou est relatif à ces deux
groupes de muscles. Lorsque le psoas tire le
fémur, le rapport quadriceps ischios s'établit et
le genou se fléchit en même temps que la hanche.

Un troisième muscle est non moins important :
le couturier.

Il traverse en diagonale le parallélogramme de
l'épine antérieure à la crête tibiale. Lorsque partant d'une position rectangulaire notre figure se
forme en parallélogramme, la diagonale du couturier s'allonge, le couturier s'oppose à cet étirement, il gagne de la longueur en faisant tourner
le tibia en dedans (fig. 102).

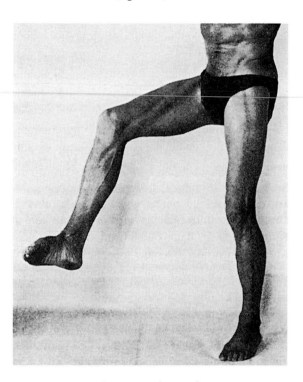

Fig. 102. — *Muscles conducteurs.*

Cette rotation interne du tibia coïncide avec
le mouvement des jambiers qu'elle débute. Ceux-
ci, nous le verrons, provoquent la bascule du calcanéum et par là, la contraction des péroniers.
Jambiers et péroniers par les interosseux forment
les voûtes plantaires.

Nous voyons que d'un seul tenant, la traction

du psoas fléchit le membre complètement par une simple action mécanique.

c) **Alignement des axes** (fig. 103, 104 et 105). — L'opposition des rotations, fémur en dehors, tibia en dedans, assure l'alignement des axes

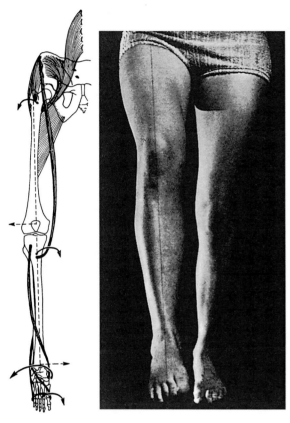

FIG. 103.   FIG. 104.

FIG. 103. — *Alignement des axes : fémur, tibia, pied.*

FIG. 104. — *Alignement des axes.*

osseux du membre. Les rotations s'inversent au genou où le plateau tibial externe de forme circulaire sert de centre pour la rotation, alors que sur le plateau interne allongé et en forme de C, le fémur glisse en tournant autour du plateau externe. Le glissement vers l'arrière du plateau tibial interne ou en avant du fémur (c'est le même mouvement), correspond à une rotation interne du tibia.

Etant donné la forme du tibia, sa rotation interne au niveau du genou entraîne une adduction de l'extrémité inférieure, celle-ci vient alors se placer dans le prolongement du fémur; les axes de ces deux os sont alignés.

S'il n'y a pas de rotation interne du tibia, celui-ci reste en abduction. C'est la mécanique typique du genu valgum. La rotation interne du tibia par les jambiers et péroniers amène l'avan-pied en adduction, il s'aligne à son tour sur les axes fémur-tibia et tout le membre est sur la verticale.

d) **Formation du pied en élément sphérique.** — Celle-ci est assurée par la mise sous tension résultant de l'inversion des rotations.

Nous avons vu que l'inversion de la rotation fémur-tibia se faisait au genou. Comme l'amplitude de ce mouvement est importante, le tibia entraîne le péroné dans son mouvement. Le

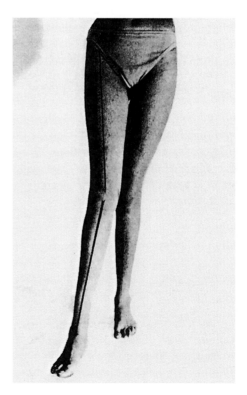

FIG. 105. — *Mal coordonné, genu valgum.*

tibia, à lui seul, transmet le poids du corps au pied, mais il est très dépourvu de muscles, alors que le péroné porte la plus grande partie des muscles allant au pied. Ceux-ci passent derrière la malléole, les tractions sont dirigées en arrière, donc en dehors. Le péroné n'a pas un mouvement ample en rotation externe mais c'est pourtant là l'orientation de son activité.

Lorsque les jambiers se contractent, le calcanéum bascule en dehors, continuant sous le péroné, le sens du mouvement en rotation externe. Son inclinaison est due au fait que la traction des jambiers qui bascule le tarse n'est équilibrée par aucune traction antagoniste sur le calcanéum. Cette bascule du calcanéum étire les tendons des péroniers qui le contournent. Le long péronier va donc rapprocher la base du premier métatarsien où il s'insère, dans la proportion même de son étirement autour du calcanéum.

Observons le court péronier, nous voyons qu'à son insertion sur la base du cinquième méta, il se prolonge par l'abducteur du cinquième. Ainsi sa mise sous tension par la bascule du calcanéum se prolonge jusqu'au cinquième orteil. La tension s'exerçant sur le premier méta * en adduction-rotation interne et le cinquième méta en abduction-rotation externe coïncide avec le travail des interosseux constituant la voûte antérieure du pied **.

Résumons : La rotation interne du tibia provoque le travail des jambiers, donc la bascule du calcanéum. Celle-ci tire sur les tendons des péroniers qui agissent sur les premier et cinquième métas dans le sens des interosseux et contribuent avec eux à former la voûte antérieure.

4° *Mécanique globale*

Après avoir observé les différents aspects de la mécanique : mouvement de la tête fémorale, mécanique en parallélogramme, alignement des axes et mise sous tension du pied par l'inversion des rotations, nous allons les assembler pour observer dans son tout l'unité de coordination de la jambe.

Toutes les tractions sur la tête fémorale sont en rotation externe, qu'elles proviennent de l'un ou l'autre des muscles conducteurs du mouvement :

psoas-iliaque ou fessiers. Ce sont eux qui mettent en action le parallélogramme qui va assurer en même temps : la flexion-extension et l'inversion des rotations par la traction capitale du *couturier*. En effet cette traction du couturier fait tourner le tibia en rotation interne. Ceci provoque le travail des jambiers. Ce travail est multiple : il fléchit la cheville amenant l'avant-pied en adduction, il fait basculer le calcanéum vers le dehors, il entraîne les péroniers qui font tourner l'avant-pied en dedans. Toute la tension du pied est en rotation interne par les muscles conducteurs du mouvement : couturier, jambiers, péroniers.

La hanche tourne en dehors, le pied guidé par le premier méta avec le couturier tourne en dedans. C'est une torsion qui provoque la mise sous tension du membre et maintient sa forme. Elle provoque la flexion-extension de la hanche, du genou, de la cheville.

Gardons présentes les images essentielles de rotation externe de la *tête fémorale,* de l'utilisation facile du glissement du *plateau tibial en C* pour la rotation interne permettant le travail du couturier, de la *bascule* aisée du *calcanéum.* Elles nous seront utiles à l'examen clinique.

C. — L'UNITÉ PIED

1° *Situation*

L'unité de coordination proprement dite du pied est formée par la mécanique d'enroulement qui constitue la voûte antérieure, et la flexion-extension dont elle est la base.

La voûte longitudinale, celle que nous appelons habituellement la voûte plantaire, représente, d'une part la mécanique de mise sous tension de la voûte antérieure, et d'autre part un système de flexion-extension-torsion qui accompagne le mouvement de cette voûte et qui va donc en démultiplier l'action, entraînant la jambe à la suite du mouvement du pied.

2° *Rôle*

— Lorsque le mouvement part du pied, il assure la propulsion.

---

* Dans tout le texte, au lieu de métatarsien et métacarpien nous employons l'abréviation « méta » pour permettre une représentation de l'image plus proche du « vécu », donc pour une raison psycho-motrice.

** Dans tout le texte l'adduction et l'abduction sont à considérer par rapport à l'axe du corps.

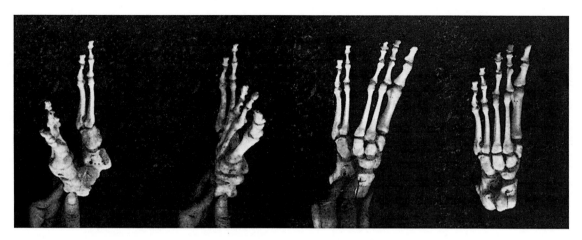

FIG. 106. — *L'axe astragale-1ᵉʳ méta croise l'axe calcanéum-5ᵉ méta.*

— Lorsqu'il reçoit le poids du corps, le pied sert d'amortisseur.

— Lorsqu'en position debout, les tractions musculaires partent du pied, tous les muscles fléchisseurs comme extenseurs concourent à maintenir le membre tendu, debout.

3° *Aspect de la mécanique au niveau des os*

a) **Les deux axes du pied : premier, cinquième métatarsiens** (fig. 106 et 107). — Observons la structure des os du pied.

— Le calcanéum se prolonge par le cuboïde, quatrième et cinquième métas et les deux derniers orteils.

— L'astragale se prolonge par le scaphoïde, les trois cunéiformes, premier, deuxième, troisième métas et les trois premiers orteils.

Ces deux axes sont anatomiquement parfaitement définis et détachables l'un de l'autre.

L'axe externe du cinquième a une constante de stabilité. Il est relativement peu mobile et il tient son activité et sa tension de l'axe interne. Pourtant, il détient un facteur capital : la bascule du calcanéum. Or cette bascule est déterminée par la traction des jambiers sur l'axe interne. Celui-ci est l'axe actif.

Pour bien comprendre sa mécanique, représentons son mouvement avec la main : posons la main sur une table par son bord cubital (c'est l'appui de l'axe du cinquième), ayons soin de la

soumettre à une forte tension interne afin de bien sentir le mouvement. Tirons le pouce et l'index en direction de la table. Ce mouvement de rabattre en pronation représente celui de l'axe du premier méta du pied. Si la tension est maintenue, la paume n'est pas étalée sur la table mais la voûte reste formée.

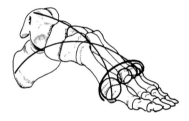

FIG. 107. — *Croisement des axes du pied.*

Si nous avons préparé un squelette de pied en séparant les deux axes, nous voyons que l'emboîtement de l'astragale sur le calcanéum est un véritable mouvement de pronation oblique en dedans. Mais ces deux axes ne sont pas seulement abduction-adduction, la pronation est un mouvement qui retourne l'axe du premier en dedans, c'est une adduction-rotation interne.

L'axe du cinquième est-il une abduction-rotation externe ? Le mouvement est un peu plus complexe : le calcanéum fait bien une rotation externe, mais dès l'articulation verticale qui le sépare du cuboïde, le sens des rotations hanche-pied s'inverse et, à part le calcanéum, c'est tout le tarse, les métas et les orteils, qui tournent en dedans. Ceci tient à la disposition et au sens des tractions musculaires (fig. 108 et 109).

Le mouvement guidé par ces deux axes va nous permettre de comprendre toute la mécanique du pied.

b) **Voûte antérieure** (fig. 110 et 111). — Elle est formée par la tête des métas. C'est à son niveau qu'existe le mouvement d'enroulement,

quième, enroulant la voûte sur elle-même. Ainsi, à chaque extrémité de cette voûte, ce seront les premier et cinquième métas qui prendront appui au sol. Les premier et cinquième orteils seront à

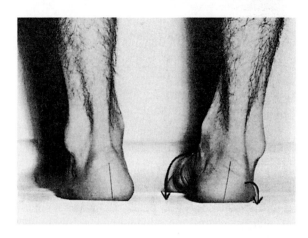

FIG. 109. — *Bascule du calcanéum.*

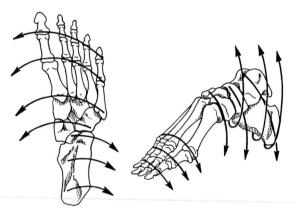

FIG. 108. — *Le calcanéum bascule en dehors en supination alors que le reste du pied bascule en dedans en pronation.*

l'élément le plus mobile est la tête du premier méta que le mouvement de rotation interne (de pronation)· amène en direction de la tête du cin-

plat au sol alors que les trois intermédiaires ne prendront appui que par leur dernière phalange.

c) **Succession de voûtes** (fig. 112). — Entre les deux axes du premier et du cinquième, les trois métatarsiens forment aussi une voûte, particulièrement marquée par l'imbrication de leurs bases, et si nous remontons au tarse, les trois cunéi-

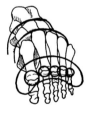

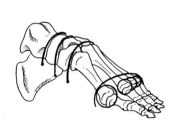

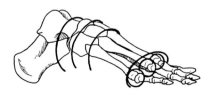

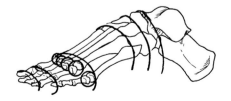

FIG. 110. — *Voûte antérieure.*

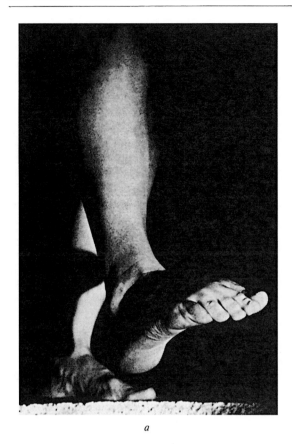

a

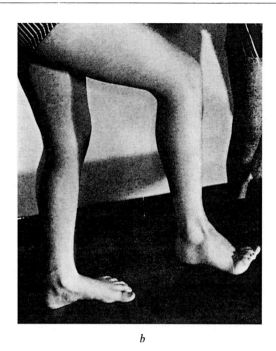

b

FIG. 111. — *a) Voûte antérieure;*
b) Mauvaise coordination : pas de voûte antérieure.

formes et le cuboïde forment aussi une voûte limitée par l'articulation de Lisfranc.

De l'autre côté du tarse, scaphoïde et cuboïde sont limités par l'articulation de Chopart.

Ainsi, une succession de voûtes transversales unissent les orteils au calcanéum-astragale pour former perpendiculairement la voûte longitudinale.

Nous pouvons remarquer que les articulations qui limitent ces voûtes sont verticales; elles ont donc une extensibilité qui permet d'élargir et de resserrer la voûte longitudinale : ce sera la mécanique propre à l'amortissement. Lorsque le pied a besoin d'être un appui solide pour la puissante poussée en extension, il se trouve alors placé verticalement en appui sur les orteils avec le talon levé, les articulations sont alors horizontales, les voûtes sont empilées, l'appui est stable.

4° *Mécanique au niveau des muscles*

Nous allons voir comment les muscles vont intervenir sur les deux axes du pied. Pour cela nous serons amenés à reprendre certains aspects de la mécanique déjà décrits d'une manière éparse au niveau de la jambe. Il nous semble nécessaire de la reprendre ici afin de grouper les éléments

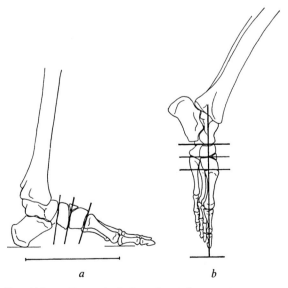

a   *b*

FIG. 112. — *Les articulations du pied sont : a) verticales*
à l'appui permettant l'amortissement; b) horizontales
à l'extension constituant un empilement solide.

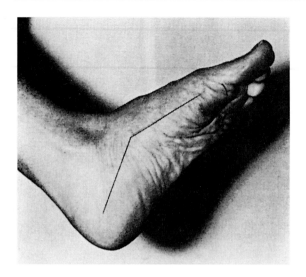

FIG. 113. — *Voûte longitudinale et voûte antérieure.*

mécaniques qui donneront l'image de la structure du pied.

a) **Structure du pied** — **Relation des deux voûtes** (fig. 113). — L'action des jambiers est capitale, elle porte sur l'axe astragale premier métatarsien, légèrement en avant du point de jonction avec l'axe calcanéum cinquième métatarsien. L'insertion

du jambier antérieur est sur la face dorsale et déborde sur le bord interne, celle du jambier postérieur contournant le bord interne du pied, s'étale en éventail sur la face plantaire. Ainsi leur contraction retourne l'ensemble du pied de telle manière que les voûtes plantaires des deux pieds se regardent. Ce mouvement, que nous soulignons comme essentiel, accompagne toujours la puissante flexion du jambier antérieur. Bien que le jambier postérieur passe derrière la malléole, il ne peut s'opposer à la flexion du jambier antérieur car son insertion, en avant de la malléole, supprime tout bras de levier, alors qu'au contraire, le jambier antérieur est plus puissant et possède un bras de levier respectable.

De cette action des jambiers dépend toute la coordination du pied. Or, rappelons que leur mouvement est lié directement à celui de la hanche par le couturier.

Le travail des jambiers entraîne une bascule en dehors du calcanéum. Elle va provoquer le travail des péroniers puisque le calcanéum étire leurs tendons. Le long péronier s'allonge pour contourner le calcanéum, il va tirer sur son insertion (premier méta), en enroulant le bord du pied en pronation. Comme il traverse obliquement la voûte longitudinale, il la raccourcit en

FIG. 114. — *Le travail des jambiers basculant le calcanéum étire les proniers dont le travail provoque la pronation de l'avant-pied : a) la structure des voûtes dépend des muscles de la jambe; b) sens des tractions : vers le haut, voûte longitudinale, latéralement, voûte antérieure.*

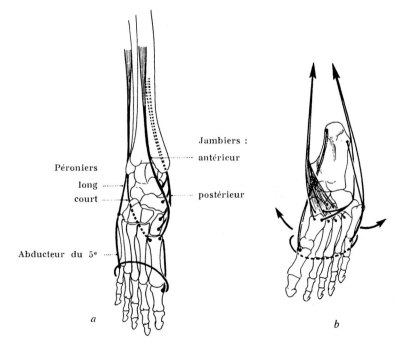

Péroniers

long
court

Abducteur du 5ᵉ

Jambiers :

antérieur

postérieur

a   *b*

la pliant en hélice. Le court péronier tire sur la base du cinquième méta, en abduction. Il s'enchevêtre avec l'abducteur du cinquième qui prolonge son mouvement jusqu'à l'orteil.

(Notons au passage que les péroniers sont mis au travail par la bascule du calcanéum, mais, en même temps, ils s'opposent à l'exagération de cette bascule puisqu'en effet l'abduction de l'axe externe du pied, si elle était portée au maximum, provoquerait au niveau du calcanéum le mouvement inverse.)

En même temps, le court péronier relève le

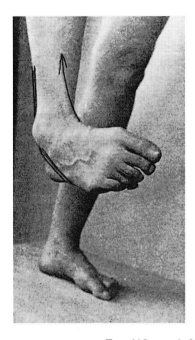
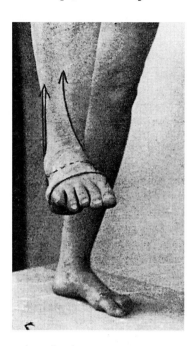

a

b

FIG. 115. — *a) Jambiers seuls; b) Jambiers plus péroniers.*

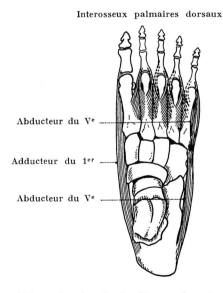

Interosseux palmaires dorsaux

Abducteur du Vᵉ

Adducteur du 1ᵉʳ

Abducteur du Vᵉ

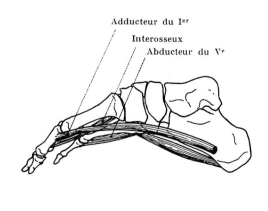

Adducteur du Iᵉʳ

Interosseux

Abducteur du Vᵉ

FIG. 116. — *L'action des jambiers et des péroniers entraîne le travail des interosseux formant la voûte antérieure à laquelle participeront les fléchisseurs plantaires.*

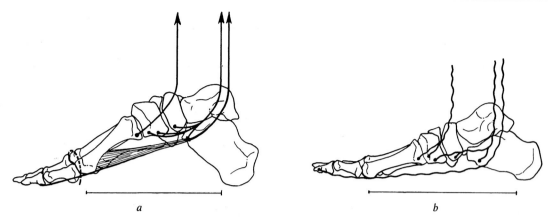

FIG. 117. — *Jambiers et péroniers, parce qu'ils provoquent une tension entre le calcanéum et l'avant-pied et qu'ils sont orientés vers le haut, produisent la voûte longitudinale : a) les muscles sont sous tension: b) mauvaise coordination : pas de tension.*

bord externe du pied, cinquième méta et orteil, dans le sens même de la pronation. Ainsi l'un et l'autre des péroniers vont travailler à la pronation, mais le long péronier tirera le premier méta vers le dedans en adduction pendant que le court péronier amènera le cinquième méta en abduction vers le dehors.

L'action des jambiers est nécessaire aux péroniers pour soutenir la voûte et basculer le calca-néum, sinon leur action serait impossible (fig. 114 et 115).

Le long et le court péroniers travaillent dans le même sens pour assurer la pronation et en sens opposé pour assurer l'un l'adduction, l'autre l'abduction, provoquant la contraction des interosseux et, par là, la formation de la voûte antérieure et l'action des fléchisseurs plantaires (fig. 116).

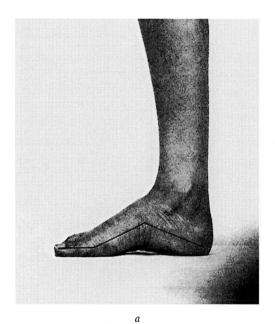

a

FIG. 118. — *Voûtes plantaires.*

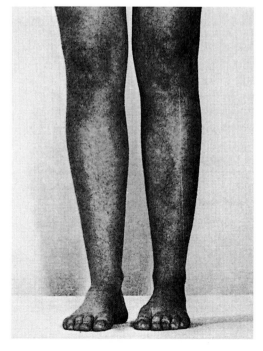

b

Nous verrons à l'inverse que, lors du travail du pied, à la poussée des orteils, le travail propre de la voûte antérieure est absolument nécessaire pour permettre le rapport harmonieux des jambiers et des péroniers, sinon, le pied n'est plus qu'une suite d'os affaissés au sol, il perd toutes ses qualités.

Selon le principe même de la coordination, s'organiser par rapport à eux comme antagonistes. Des muscles intermédiaires, tel que le transverse, participeront au travail des interosseux.

Si nous voulons retrouver une analogie avec le tronc, l'enroulement-redressement que nous avons observé au tronc est ici très élémentaire, il consiste à resserrer (enroulement) ou à détendre (affaissement) la voûte.

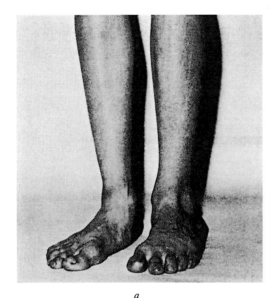

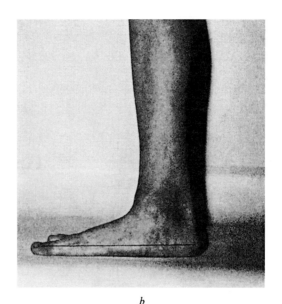

a
b

FIG. 119. — *Affaissement des voûtes.*

les mêmes muscles *conducteurs du mouvement,* par un même travail, inversent le sens des rotations. C'est ainsi que la voûte longitudinale au centre de cette inversion est un véritable *ressort de torsion* entre la rotation externe de la hanche qui, par le couturier et les jambiers, aboutit à la bascule du calcanéum, et le mouvement inverse des péroniers qui, partant de cette bascule, construisent avec la pronation de l'avant-pied (rotation interne) la voûte antérieure.

Les deux voûtes plantaires sont solidaires l'une de l'autre. Elles sont le résultat de la coordination entre la hanche et l'avant-pied (fig. 117, 118 et 119).

b) **Voûte antérieure.** — ENROULEMENT. — Jambiers et péroniers permettent le travail des interosseux; ils sont à la base de la structure de la voûte antérieure; les muscles courts du pied au niveau du premier et du cinquième métas vont

FLEXION-EXTENSION DES ORTEILS. — Il existe une relation directe entre l'enroulement de la voûte et le mouvement des orteils; la voûte est due à l'action des interosseux, nous savons que ces muscles fléchissent la première phalange; ainsi resserrer la voûte entraîne une flexion des orteils qui se rapprochent les uns des autres, et desserrer la voûte laisse aussi les orteils dans une course de flexion bien qu'ils s'étendent en s'écartant légèrement les uns des autres.

Lors du travail des fléchisseurs des orteils, les interosseux plantaires y participent; lors du travail des extenseurs des orteils, les interosseux dorsaux feront participer la voûte et empêcheront que les orteils ne dépassent en extension l'axe des métas. Ils s'opposeront donc à l'affaissement de la voûte.

c) **Voûte antérieure et flexion-extension du pied et de la jambe.** — FLEXION. — Le pied formant une unité de coordination sphérique peut être à ce titre le point de départ du mouvement.

Observons la flexion partant du pied. Le pied est libre, l'appui du membre est au tronc, la voûte s'enroule par les interosseux plantaires, ils fléchissent les orteils et débutent le mouvement de tous les fléchisseurs plantaires. Les deux voûtes se resserrent, augmentant le travail du jambier qui va fléchir la cheville. Dans ce mouvement, il

complètement étirés par les extenseurs, il s'ajoute donc une flexion en réaction à l'étirement. La flexion débute simultanément par le mouvement du tronc, l'*enroulement du système droit;* elle répond au travail du psoas; le membre n'étant plus portant, le travail des *obturateurs* s'inverse, ils débutent la flexion. Ils s'associent au psoas-iliaque, nous l'avons vu avec l'unité iliaque.

La flexion débute en même temps par le travail

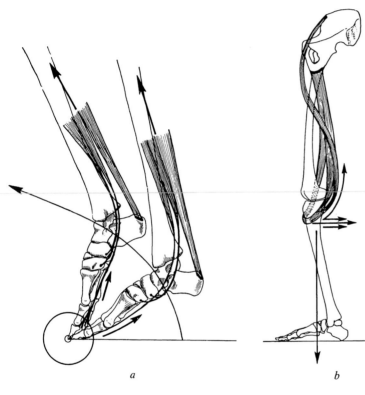

Fig. 120. — *Inversion du sens des tractions.*

a) Prenant appui au sol, les fléchisseurs du pied travaillent avec le triceps pour étendre la cheville; *b*) Les ischio-jambiers sanglent le tibia et le ramènent en arrière.

a   *b*

est accompagné de l'extenseur commun qui, ne pouvant agir en redressant les orteils puisqu'ils sont en flexion, travaille au niveau de la cheville qu'il fléchit.

La traction du jambier va en même temps tirer sur le triceps qui, par les jumeaux, va fléchir le genou, inciter le couturier par la rotation du tibia. Triceps et couturier vont agir sur le parallélogramme de la jambe et faire se fléchir la hanche. (Les ischio-jambiers fléchissent le genou et cette flexion du genou étire le droit antérieur qui fléchit la hanche; le psoas est incité). Ce mouvement, naturellement, peut rester partiel.

Plus habituellement, la flexion s'observe à la marche, elle débute lorsque jambier et psoas sont

du *pied* comme nous venons de le voir. C'est pourquoi le mouvement de ramener la jambe sur le tronc, par la triple flexion, est un mouvement extrêmement rapide, puissant, global. A son tour, il étire tous les extenseurs qui vont progressivement ramener tout le membre à l'extension.

EXTENSION. — L'extension a lieu au temps d'appui. Le mouvement part du pied et va se propager jusqu'à la tête. Au niveau du pied, la première observation à faire est que les orteils travaillent en flexion. En effet, les trois points d'appui du pied sont les têtes des premier et cinquième métas et le calcanéum. C'est-à-dire que le pied repose sur la tension des deux voûtes.

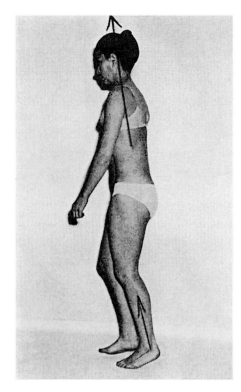

FIG. 121. — *Redressement global.*
Partant du pied l'extension se prolonge jusqu'à la tête.

La voûte antérieure travaille en enroulement, les interosseux amènent en flexion les orteils au sol; c'est ainsi que cinq points d'appui secondaires viennent agir pour moduler la tension des voûtes par la variation de l'intensité de la flexion des orteils. Les orteils sont en appui au sol par la dernière phalange posée à plat comme une ventouse, l'ongle horizontal.

Ce maintien de la structure de la voûte antérieure suppose, non seulement le travail des interosseux, mais celui des fléchisseurs des orteils qui est nécessaire lors de la rééquilibration.

Celle-ci nécessite une poussée sur les orteils, donc une contraction des fléchisseurs à laquelle se joint le travail de tous les fléchisseurs plantaires pour assurer le maintien harmonieux des différents os du pied entre eux.

Remarquons que le mouvement d'hélice qui forme les voûtes déclenche spontanément la contraction des fléchisseurs des orteils, au moment même où le long péronier amène l'avant-pied en adduction-pronation. La chair carrée de Sylvius tire alors sur les tendons et les place en position de fonction.

Nous pouvons maintenant observer que les fléchisseurs passent en arrière de la malléole et sont insérés à la jambe près du triceps. Leur action est de fléchir les orteils (traduisons-le par sous-tendre les voûtes), et porter la cheville en extension, participant alors au travail du triceps.

Considérons donc qu'à l'extension les fléchisseurs des orteils travaillent tous à maintenir les voûtes. Ils ajoutent donc un élément dynamique à l'organisation de la structure du pied par jambiers, péroniers et interosseux; ils travaillent ensemble.

Le triceps soulève le calcanéum et, en étendant la cheville, il porte en arrière le genou. Ce

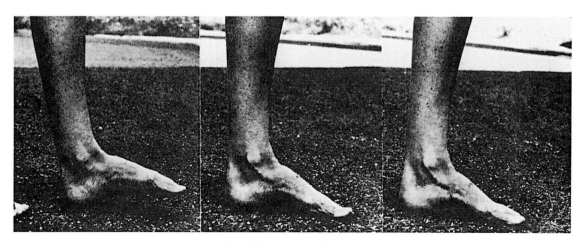

FIG. 122. — *Amortissement.*

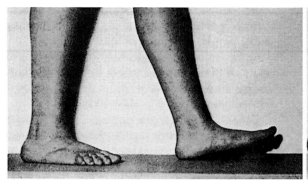
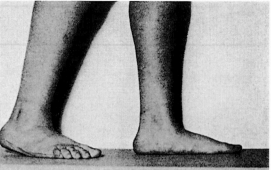

FIG. 123. — *Absence d'amortissement.*

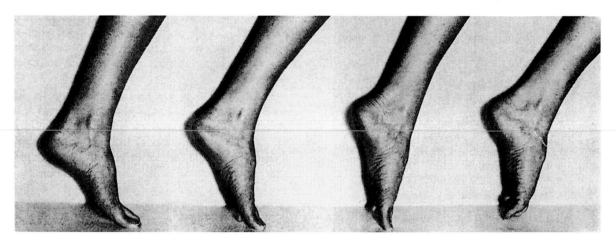

FIG. 124 *a.*

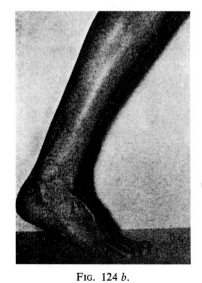

FIG. 124 *b.*

FIG. 124 et 125. — *Poussée
des orteils.*

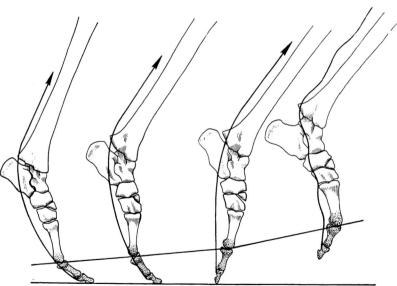

FIG. 125.

mouvement met donc en jeu le parallélogramme de la hanche, les conditions de travail des ischio-jambiers sont à remarquer : longeant les faces postéro-externe et interne du fémur et du genou, ils vont croiser leurs insertions en avant du tibia; par le fait que le tibia est fixé au sol, ils le tirent alors vers l'arrière. Dans cette action, ils deviennent extenseurs avec le quadriceps (fig. 120).

Le mouvement du parallélogramme, lorsque le genou se porte en extension, correspond au travail des fessiers qui redressent le bassin sur le fémur et le mouvement va se propager jusqu'à la tête, nous le verrons avec la statique (fig. 121).

Le couturier, impliqué dans le travail du parallélogramme, augmentera la tension en rotation interne du tibia, maintenant actifs les jambiers.

Quel que soit le temps de travail de l'extension, le mécanisme aura une plus grande intensité en un point ou un autre, mais il sera toujours le même, qu'il s'agisse simplement de la position debout ou de la poussée à la course.

C'est pourquoi le calcanéum est un point d'appui du pied au repos, mais il est aussi une aide à la voûte antérieure, il se soulève pendant la rééquilibration : le talon allégé, le poids sur l'avant-pied, c'est la manière de renforcer les voûtes et de les rendre actives car le point d'appui se trouve en avant des tractions des jambiers et triceps qui vont contribuer ensemble à équilibrer les tensions, à amortir les chocs.

AMORTISSEMENT (fig. 122 et 123). — Il répond au jeu de la relation entre fléchisseurs et extenseurs. Leur moyen, nous l'avons vu, est la possibilité de faire bâiller les articulations verticales qui unissent la succession des voûtes transversales. Les voûtes se détendent ou se resserrent selon la puissance des jambiers + fléchisseurs plantaires et fléchisseurs des orteils, ou du triceps + fléchisseurs plantaires et fléchisseurs des orteils (voir fig. 117).

Lorsque le talon arrive au sol, le choc que produit l'appui étire les muscles plantaires qui, par réaction d'étirement, se contractent et renforcent les voûtes.

POUSSÉE DES ORTEILS (fig. 124 et 125). — Nous pouvons aussi observer le temps final de l'extension, à l'extrémité de la poussée : l'intensité de l'effort imprime au pied une force qui étire les fléchisseurs des orteils autant qu'il leur est possible de le supporter, ainsi, le membre étant au maximum de son allongement en extension, lorsque la force s'allège, le retour à la flexion des orteils décrit un mouvement en éventail qui porte toute la force des fléchisseurs. Ceci devient important d'abord parce que ce mouvement allonge le bras de levier et retarde ainsi d'une fraction de seconde le moment où le pied quitte le sol, c'est-à-dire où le poids du corps se trouve déjà propulsé dans l'espace au moment où il se produit. C'est pour cette raison que cette poussée devient puissante car elle agit au moment où le corps ne subit plus (ou subit au minimum) la pesanteur alors qu'il est déjà propulsé et pas encore retombé.

III. — MOUVEMENT GLOBAL DES TROIS UNITÉS DE COORDINATION

A. — POSITIONS DE COORDINATION

Pour le membre inférieur elle a deux formes selon que l'appui est au bassin ou au sol.

Appui au bassin. — Lorsque la coordination est orientée partant de la tête vers le pied :

AU NIVEAU DE LA HANCHE. — Angle du fémur par rapport à l'horizontale lorsque la tête du fémur passe à la rotation externe : 20° environ au-dessous de l'horizontale.

— Le fémur est orienté en avant perpendiculairement au plan frontal donc dans le sens de la marche.

AU NIVEAU DU GENOU. — La flexion est à 130°, le pied est en avant le long du plan sagittal qui passerait par le milieu du corps.

Au niveau du pied. — La flexion de la cheville est à 80°, l'axe longitudinal du pied est en prolongement de celui du tibia. Talon en rotation externe et avant-pied en rotation interne.

Appui au sol. — Position correspondant à la position statique. La coordination part du pied.

Pied. — Au niveau de la cheville et du pied :

Profil. — La base du cinquième méta au-dessous du milieu du genou (milieu de l'épaisseur du corps).

Face. — Pieds parallèles à leur bord interne. Milieu de la voûte antérieure (deuxième, troisième métas) au-dessous de la tête fémorale d'où pieds parallèles joints ou légèrement écartés. Appui sur les têtes des premier et cinquième métas, sur les orteils, sur le calcanéum.

Au niveau du genou. — Extension à 170°.

Profil. — Milieu de l'épaisseur du genou au-dessous du grand trochanter.

Face. — L'axe des condyles sur le plan frontal.

Au niveau de la hanche :

Profil. — Grand trochanter au milieu de l'épaisseur du bassin.

Face. — La tête fémorale (verticale passant par le milieu du pli de l'aine) est au-dessus du milieu du genou.

B. — LISTE DES MUSCLES CONDUCTEURS DU MOUVEMENT

Lorsque la coordination part de la tête :

a) **Flexion.** — *Flexion de la hanche :*

— psoas-iliaque;
— obturateurs;
— pectiné;
— moyen et petit adducteurs;
— droit antérieur.

— *Transmission de la flexion au genou :*

— ischio-jambiers;
— couturier;

— *Flexion de la cheville :*

— jambiers antérieur et postérieur;
— péroniers;
— extenseur commun des orteils.

— *Flexion des orteils :*

— interosseux;
— fléchisseur propre du premier;
— muscles plantaires.

Lorsque la coordination part du pied :

b) **Extension.** — *Extension du pied :*

— interosseux;
— fléchisseur propre du premier;
— muscles plantaires;
— jambiers et péroniers (voûtes).

— *Extension de la cheville :*

— triceps;
— fléchisseurs des orteils, péroniers.

— *Transmission de l'extension au genou :*

— jumeaux;
— quadriceps (vastes).

— *Extension de la hanche :*

— fessiers;
— pelvi-trochantériens.

C. — PHASES DE LA COORDINATION DU MEMBRE INFÉRIEUR
(fig. 126)

Nous décrivons ici pour une étude globale du mouvement les différentes phases du déroulement de la coordination du membre inférieur. C'est de ce mouvement que peuvent être tirés tous les mouvements du membre et c'est en modifiant l'amplitude ou l'intensité de l'une ou l'autre de ces phases qu'il est possible de décrire la mécanique de mouvements particuliers comme la course, le saut, etc. La marche est une réduction de ce mouvement, nous y retrouvons toutes les phases dans une forme abrégée.

1° *Organisation des différentes phases*

La coordination du membre inférieur décrit un mouvement que l'on peut diviser en différentes phases. Si nous considérons le déplacement des segments autour de la hanche, le mouvement décrit quatre courbes : au niveau de la hanche

phase de réception du poids du corps au sol; *extension,* phase de mise en extension de la hanche et de la cheville, qui répond à la propulsion du poids du corps vers l'avant; *poussée des orteils,* qui s'étend de la fin de l'extension complète du membre jusqu'au moment où le pied quitte le sol. Cette phase comporte le fouetté des orteils.

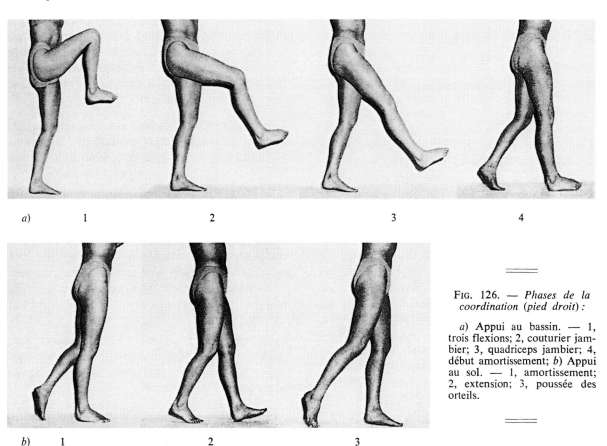

FIG. 126. — *Phases de la coordination (pied droit) :*

a) Appui au bassin. — 1, trois flexions; 2, couturier jambier; 3, quadriceps jambier; 4, début amortissement; *b)* Appui au sol. — 1, amortissement; 2, extension; 3, poussée des orteils.

même (c'est un pivotement), au niveau du genou (c'est un balancement autour de la hanche), au niveau de la cheville et des orteils. Ces deux dernières courbes sont complexes. On peut aussi observer une petite courbe propre au fouetté des orteils. Chaque phase de la coordination recouvre une partie de chacune des quatre courbes; ce sont *les trois flexions,* depuis l'extension complète à la flexion complète; *couturier-jambier,* qui s'étend de la flexion complète à la position de coordination; *quadriceps-jambier,* qui conserve les mêmes caractères que couturier-jambier; *amortissement,*

Pendant tout le déroulement de la coordination, le travail musculaire se fait soit en prenant son point d'appui au bassin, depuis les trois flexions jusqu'à l'arrivée du poids du corps sur l'avant-pied, qui se produit à la fin de l'amortissement, soit en prenant son point d'appui à la voûte antérieure, donc au sol, depuis la fin de l'amortissement, jusqu'aux trois flexions où le pied quitte le sol. Il y a donc une période où l'un des pieds est en appui au sol, en extension, pendant que l'autre déroule son mouvement dans l'espace, prenant appui au bassin. Le passage entre ces deux périodes marque un temps de double-appui où le poids du corps est partiellement en suspension entre le pied arrière et le pied avant. L'amortissement est le temps où s'inverse le sens des contractions musculaires entre le point d'appui au bassin et le point d'appui à l'avant-pied. Il s'inverse en deux étapes, les muscles propres au pied, puis les muscles de la jambe. La deuxième phase de double appui, la poussée des orteils, voit s'inverser brusquement le sens des contractions à l'instant même où le pied quitte le sol.

La phase d'« extension » qui s'intercale entre l'amortissement et le double appui aura pour correspondance les trois phases de la flexion : les trois flexions, couturier-jambier et quadriceps-jambier.

Nous allons maintenant étudier chacune de ces phases. Nous avons vu que la coordination se déroulait entre la tête et le pied, le pied et la tête et ainsi de suite, dans un mouvement perpétuel; il est à la base de l'automatisme de la marche. A l'intérieur de ce mouvement auquel participe tout le corps, il faut remarquer, qu'à un moment donné, le déclenchement progressif des contractions reçoit deux incitations, l'une résulte du fait qu'un muscle est mis en fonction par le travail du muscle précédent, l'autre a lieu au temps d'inversion du sens des contractions : à l'amortissement lorsque les contractions partent du pied, aux trois flexions lorsqu'elles partent du bassin. Cette deuxième incitation renforce le déroulement de la coordination, d'une part par le brusque rappel en contraction des muscles qui venant d'être étirés par les antagonistes se trouvent brusquement libérés lorsque se modifie l'appui (par exemple le psoas étiré par les fessiers rappelle le fémur en flexion), d'autre part par le fait que certains muscles à actions multiples modifient leur mode d'efficacité tout en continuant leur travail. C'est ainsi que, par exemple, le triceps, à la fin de la poussée des orteils, n'ayant plus d'efficacité au calcanéum continue de travailler comme fléchisseur du genou.

Par la continuité dans la contraction des muscles conducteurs ou par la puissance du rappel à l'étirement cette forme d'incitation est rapide et puissante. Elle renforce la coordination et permet d'harmoniser les mouvements des membres inférieurs par rapport au mouvement du tronc,

ceci malgré leur longueur, leur poids et l'importance des forces qu'ils reçoivent.

2° Appui bassin, flexion : trois flexions, couturier-jambier, quadriceps-jambier, début de l'amortissement

a) *Première phase :* les trois flexions. — C'est le mouvement brutal, en ressort, de la flexion. Il s'étend de l'instant où les orteils quittent le sol jusqu'au moment de la flexion maximum de la hanche, lorsque tout le membre est replié. Son caractère principal est la rapidité, la simultanéité, l'aspect global et unitaire.

LA PREMIÈRE SÉQUENCE des trois flexions débute le mouvement, elle répond aux incitations puissantes que représente la continuation du travail de certains muscles depuis l'extension :

— *A la hanche :* les obturateurs prenant encore appui sur le fémur chassent la tête fémorale en avant, en extension. Mais le fémur devenant brusquement libre, ils prennent appui au bassin devenu point fixe : leur orientation étant oblique entre la petite échancrure sciatique et l'insertion trochantérienne, ils sont pour quelques degrés fléchisseurs de hanche et débutent ainsi la contraction du pectiné.

— *Au genou :* le triceps sural, cessant d'être efficace à la cheville, le devient au genou qu'il fléchit, continuant le mouvement déjà amorcé pendant la poussée des orteils.

— *Au pied :* les fléchisseurs des orteils terminant le mouvement de « fouetté des orteils », continuent de les fléchir. De plus, parce qu'ils s'allongent derrière la malléole où ils ne s'associent plus au triceps, ils resserrent les voûtes plantaires, participant alors au jambier. Celui-ci travaillait à la structure des voûtes permettant la poussée à l'extension, il continue sont travail, et devenant dynamique, fléchit la cheville.

LA DEUXIÈME SÉQUENCE des trois flexions représente le déroulement de la coordination.

— *A la hanche :* venant du tronc, la coordination se propage :

— à la suite du système droit par la contraction du psoas qui double le mouvement transmis par périnée, obturateurs, et à leur suite pectiné, petit adducteur, moyen adducteur;

— à la suite du système croisé, par l'iliaque et les muscles des épines antérieures, couturier, tenseur, droit antérieur.

— *Au genou :* la flexion de la hanche, par la mécanique du parallélogramme, provoque celle du genou : psoas et droit antérieur fléchissent la hanche pendant que, parallèlement, les ischio-jambiers fléchissent le genou. Le couturier participe à la flexion du genou mais surtout fait tourner le tibia en rotation interne.

— *Au pied :* la rotation du tibia provoque la contraction des jambiers. Ils deviennent dynamiques à la flexion, s'associent aux fléchisseurs des orteils en constituant les voûtes plantaires.

Au jambier antérieur s'associe l'extenseur des orteils qui, efficace à la cheville, participe à sa flexion.

La flexion est entièrement incluse à l'intérieur de ces deux séquences. Mais, si nous voulons donner à la coordination tous ses caractères, nous pouvons observer une troisième séquence.

LA TROISIÈME SÉQUENCE est une augmentation du degré de flexion de la hanche sous la traction du psoas iliaque et des muscles de l'épine sans que diminue l'angle du genou qui est déjà fléchi. La cheville qui a atteint son maximum de flexion lorsque le membre est replié sous le tronc va avoir tendance à réouvrir un peu son angle lorsque le psoas élève le genou au-dessus de l'horizontale.

Dans cette position, c'est le maintien élevé du genou pendant que le pied se balance autour de lui, vers l'avant, qui détermine l'amplitude de la foulée à la course.

Mais si nous nous tenons au déroulement même de la coordination sans empiéter sur les schèmes particuliers, nous allons observer la deuxième phase, celle qui va amener le pied en avant.

b) *Deuxième phase :* **couturier-jambier.** — Beaucoup plus lente et progressive que la première phase, elle décrit le déroulement propre à la coordination. Son caractère essentiel est l'alignement des axes osseux, qui est à la base de l'état de tension qui permettra la suite correcte de la coordination.

PREMIÈRE SÉQUENCE. — La contraction du psoas iliaque se relâche. Le fémur fait un mouvement pendulaire de haut en bas. La pesanteur s'associe aux extenseurs qui vont commencer à se contracter; il s'agit davantage d'une déflexion que d'un début d'extension. Cette première séquence est très courte car très vite le mouvement de la tête fémorale va devenir une rotation externe et déterminer la deuxième séquence.

DEUXIÈME SÉQUENCE. — C'est le moment d'efficacité de tous les muscles du membre, avec les fléchisseurs de hanche, le couturier, les jambiers et péroniers, les fléchisseurs des orteils, décrit plus haut comme position de coordination. C'est le moment de travail égal pour tous les muscles, le sommet de leur efficacité.

L'état de tension oppose la hanche à l'avant-pied.

c) *Troisième phase :* **quadriceps-jambier.** — Cette phase va conserver tous les caractères de la précédente en modifiant seulement les angles de flexion de la hanche et du genou. Elle amène le membre inférieur tendu jusqu'au contact avec le sol.

— A la hanche les fessiers commencent à se contracter incités par la pesanteur et le rappel de l'étirement.

— *Au genou,* nous n'avons que la mécanique du parallélogramme. C'est par la forme des os que s'ouvrent le genou et la hanche alors que les rapports musculaires ne sont pas modifiés dans leur longueur proportionnelle. Seuls les vastes et le crural augmentent leur contraction. Comme ils étendent le genou, ils étirent ainsi les jumeaux.

— *Au pied,* il est nécessaire qu'augmente donc le travail du jambier pour s'opposer aux jumeaux (triceps) et conserver constant l'angle de la cheville.

d) *Quatrième phase :* **Amortissement.** — L'amortissement du poids du corps et des forces dynamiques au niveau du pied forme une phase complexe de la coordination. Il coïncide avec l'inversion du sens des tractions musculaires. On peut distinguer deux séquences : d'abord, le choc calcanéen va provoquer l'inversion du sens des tractions des muscles courts plantaires avec l'ouverture des articulations verticales du tarse, en amortisseur. Puis l'inversion des tractions des muscles longs qui précède l'extension, et l'arrivée du poids du corps sur l'avant-pied.

Cette phase est essentielle car toute la statique du corps va dépendre de la réception du poids du corps. S'il est reçu sur le talon, le centre de gravité est trop en arrière pour que le sujet conserve une statique coordonnée. Il doit être reçu sur l'avant-pied avant de se répartir sur le talon pour trouver un appui stable.

PREMIÈRE SÉQUENCE. — Le début de l'amortissement est marqué par le contact du talon au sol. Mais le poids ne s'y porte pas et les tractions musculaires ont encore leur point d'appui au bassin. Ce contact brusque va s'adresser particulièrement aux muscles plantaires qui sont mis sous tension par les jambiers et les péroniers. Le choc du calcanéum contre le sol va faire basculer le pied vers le sol, faire bâiller toutes les articulations du tarse dans le sens d'un affaissement plantaire.

Ceci provoque un étirement des muscles plantaires qui vont alors se contracter s'opposant à l'affaissement des voûtes; leur travail est alors renforcé par les muscles longs qui, encore en traction depuis le bassin, vont reporter le poids du corps sur l'avant-pied.

DEUXIÈME SÉQUENCE. — L'avant-pied ayant pris contact avec le sol par les têtes des premier et cinquième métas et les orteils, il va voir toutes les forces s'organiser à partir de la voûte antérieure. Prenant appui aux orteils la contraction des fléchisseurs va étendre la cheville s'associant au travail du triceps. Celui-ci, en effet, a déclenché sa contraction au moment où le choc calcanéen a rabattu le pied au sol, dans le sens de l'extension. Nous pouvons donc penser le fléchisseur des orteils comme prolongeant tout le long de la voûte plantaire le travail du triceps. Fléchisseurs des orteils, muscles plantaires, jambiers et péroniers resserrent les voûtes et par là participent au travail du triceps. Mais parce qu'ils sont organisés par le jambier, nous voyons que cette deuxième séquence est le début de la participation de tout le pied à l'extension, ceci à partir du moment où s'est inversé le sens de la contraction.

La forme véritable d'amortissement est alors constituée : tous les muscles reçoivent l'ensemble du poids du corps, les fléchisseurs le tirent, les extenseurs le poussent ouvrant l'angle de la cheville.

3° *Appui sol-extension :*
Fin de l'amortissement, extension, poussée des orteils

a) *Cinquième phase :* **Extension.** — Débutée par la fin de l'amortissement, la phase d'extension est lente et puissante. Elle utilise tous les muscles du membre pour donner appui à tout l'ensemble du corps et le propulser vers l'avant. Par l'intermédiaire du bassin, c'est aussi le membre en appui qui soutient l'autre membre pendant le déroulement de la flexion.

Cette phase ne comporte qu'*une seule séquence :*

AU NIVEAU DU GENOU. — Lorsque le membre inférieur l'aborde, il est déjà stabilisé par la mécanique du parallélogramme qui simultanément utilise tous les muscles pour bloquer le genou.

AU NIVEAU DE LA HANCHE. — La contraction des fessiers et des pelvi-trochantériens est devenue efficace, elle va se propager à tous les faisceaux et s'intensifier jusqu'à l'extension complète.

AU NIVEAU DU PIED. — Le travail commencé à la deuxième séquence de l'amortissement va s'intensifier en rapport avec les extenseurs de hanche et ouvrir au maximum l'angle de la cheville. Ainsi, les os du pied se superposent puisque leurs articulations deviennent horizontales.

Cette phase se termine lorsque la hanche est en extension complète et que le poids du corps repose sur les deux axes du pied et la première phalange des orteils. Leur organisation musculaire donne toute leur force aux fléchisseurs des orteils qui sont en contraction maximum, bien qu'étirés. C'est ainsi, sous-tendus comme une corde d'arc qu'ils vont aborder la dernière phase.

b) *Sixième phase :* **poussée des orteils.** — L'extension propulse le poids du corps vers l'avant, ainsi, il est un moment où il n'est pas encore arrivé sur le pied avant, et pourtant, le pied arrière ne le supporte plus complètement. Toute l'organisation statique se constitue au-dessus de la jambe tendue à la phase d'amortissement et ainsi dégage la jambe d'extension dont le genou peut alors se fléchir. Les orteils se fléchissent, en fouettant violemment en arrière, ils repoussent vers l'avant le poids du corps. Leur mouvement en arrière et en haut contribue à la flexion du genou. Ils quittent le sol en continuant à se replier et débutent ainsi les trois flexions.

Le mouvement des orteils autour des têtes des métas décrit une courbe relativement importante (environ 1/4 de cercle) et qui est entièrement inscrite dans cette dernière phase. Sa double valeur est d'allonger l'axe de poussée et de démultiplier la force de propulsion au moment même où le corps est pour une grande partie allégé en suspension entre les deux pieds, son efficacité est d'autant plus importante qu'elle agit sur une force dans le temps où celle-ci est presque déchargée de la pesanteur.

4° *Ajustement de la réciprocité*

Ainsi le pied arrière s'allège à la phase de poussée des orteils pendant que vient s'amortir le poids du corps sur le pied avant. La fin d'amortissement commence le long temps d'extension qui soutient le corps et le propulse pendant que se déroule tout le mouvement ample de l'autre membre par : les trois flexions, couturier-jambier, quadriceps-jambier et la plus grande partie de l'amortissement.

La phase d'extension débute d'un côté pendant que l'autre déclenche les trois flexions, ce qui répond au mouvement réciproque transmis par le tronc aux membres inférieurs.

D. — MOUVEMENT DU MEMBRE INFÉRIEUR DANS L'ESPACE

∞ *de la coordination de la hanche*

Le mouvement de la hanche est organisé pour la marche; le genou se déplace d'avant en arrière dans un va et vient. Ce déplacement sur un seul plan est nécessaire à la stabilité du mouvement réciproque. Comment expliquer à son niveau le mouvement en ∞ de la coordination.

La hanche isolément décrit bien un ∞. Il est orienté verticalement et se courbe en arrière

vers l'extérieur. Pendant l'élévation du genou, les fléchisseurs-adducteurs le font dévier en dedans, pendant l'abaissement les extenseurs abducteurs le font dévier en dehors.

Si l'aller et retour ne suivent pas le même trajet et donc se croisent, c'est qu'au bout de la flexion, la tension des extenseurs fait décrire une abduction qui trace la courbe de retour du mouvement sur la boucle. Alors qu'en sens inverse au bout de l'extension, le retour en flexion provoque une rotation interne de la tête fémorale qui s'associe à la tension des adducteurs pour ramener le genou vers le dedans décrivant sur la boucle, la courbe de retour.

Aller et retour ne suivent donc pas le même trajet, ils se croisent. Mais aux extrémités les deux mouvements de retour qui constituent la boucle sont dus à des tractions en rotation externe. Si la rotation externe prédomine sur l'adduction-abduction, celles-ci se réduisent jusqu'à s'annuler, ainsi les boucles s'applatissent au point de n'être plus qu'un trait, un va et vient. Or pour la marche, la rotation externe prédomine par suite de la mise sous tension de la rotation externe de la hanche par la rotation interne du pied. C'est pourquoi la hanche prise isolément décrit un ∞, alors que la marche, elle, décrit un va et vient.

Pour ce mouvement il faut donc relâcher complètement le pied. Partant de la position debout, le genou s'élève en s'orientant vers le dedans (le fémur reste en rotation externe) jusqu'au niveau du thorax du côté opposé il décrit alors sur la boucle la courbe de retour, revenant vers le dehors; puis il s'abaisse verticalement se courbant en arrière à l'extension. Il décrit là sa courbe de retour qui le ramène en avant et en dedans.

Il croise alors le mouvement vertical qu'il avait fait pour descendre au moment où celui-ci s'orientait en arrière, à la position debout, et continue à s'élever en dedans dans un mouvement continu.

C'est parce que le mouvement est en fait un ∞ qu'il est continu et va devenir automatique à la marche.

∞ *de la coordination du pied*

C'est toute la voûte antérieure du pied qui se déplace en dessinant le ∞ du mouvement coordonné.

Il se déroule autour de la cheville qu'il entraîne en abduction-adduction en même temps qu'en flexion-extension. Ce sont chacune des têtes de métas placées en voûte qui dessinent le ∞ et l'ensemble du pied va être dirigé par le premier orteil (tête du méta) pour la boucle intérieure et par le cinquième (tête du méta) pour la boucle extérieure. Leur mouvement est un enroulement l'un vers l'autre. Mais, alors qu'ils s'enroulent ils entraînent le pied en dedans pour le premier, en dehors pour le cinquième. Mais si on donne toute son amplitude à ce mouvement d'abduction-adduction, le pied s'oriente obliquement en flexion avec le premier, en extension avec le cinquième. Ainsi le ∞ que trace l'avant pied s'inscrit par rapport à la cheville sur une surface oblique en haut vers le dedans, en bas vers le dehors.

Partant de la position cheville à angle droit le premier méta va tracer la boucle en haut et en dedans avec le jambier antérieur et le long péronier; au bout de la traction du jambier le long péronier rabat le pied en pronation pendant que le court péronier le tire déjà en dehors traçant ainsi la courbe de retour sur la boucle du premier. Pendant que le pied glisse en dehors, la traction de l'extenseur commun soulève la tête du cinquième faisant remonter obliquement le pied. C'est cette obliquité qui permettra au mouvement de se croiser; le jambier antérieur n'étant plus en condition de flexion, le mouvement est repris par le triceps qui abaisse le cinquième méta traçant le début de la courbe de retour; la chaire carrée de Sylvius ramène l'avant-pied en dedans le plaçant dans des conditions de flexion et avec le jambier antérieur, le mouvement est repris par le premier méta qui se soulève croisant la ligne d'abduction au milieu, sur l'axe de flexion-extension. Ainsi avec le premier méta le mouvement continue. Notons qu'à la marche, par le mécanisme du parallélogramme la tension du jambier antérieur est constante, il maintient le pied axé en prolongement du tibia; le cinquième méta ne peut donc aller jusqu'à l'abduction, l'amplitude des boucles est réduite.

∞ *de la coordination du membre inférieur*

Lorsque les mouvements du pied et de la hanche sont simultanés, l'état de tension qui s'établit entre eux fait prédominer la rotation externe à la hanche, la rotation interne au pied. Cette tension, toute orientée vers la flexion-extension resserre les boucles évitant toute abduction-adduction qui nuirait à la stabilité et à la puissance du pas.

IV. — EXAMEN CLINIQUE
DE LA COORDINATION DU MEMBRE INFÉRIEUR

A. — OBSERVATION DU MEMBRE

a) **Coordonné.** — DE FACE. — L'axe du membre est vertical, les trois axes de la cuisse, de la jambe et du pied sont en prolongement l'un de l'autre.

Le pli de l'aine est ouvert et la courbe de la cuisse se prolonge régulièrement jusqu'à l'épine antérieure. Celle-ci n'est pas saillante puisque le bassin est redressé.

La rotule se présente de face, au milieu de la largeur du genou dont le condyle interne n'est pas proéminent, le pied est harmonieusement cambré et la voûte antérieure laisse apparaître les têtes des métas, celles des premier et cinquième sont en appui au sol, les orteils sont actifs parce qu'ils reçoivent le poids du corps; les troisièmes phalanges sont agrippées au sol, à plat l'ongle horizontal, les deuxième et première phalanges des trois doigts intermédiaires s'arc-boutent pour rejoindre la voûte antérieure.

Si nous observons le rapport entre les deux jambes :

Les pieds sont : parallèles, soit joints, soit écartés de deux travers de doigt. Dans ce cas, le milieu du pied est au-dessous de la tête du fémur.

Les genoux bord à bord ne se chevauchent pas, le bord interne des cuisses est légèrement arqué. C'est ainsi qu'apparaissent entre les deux jambes quand elles se touchent 4 espaces : au-dessous des malléoles internes et au-dessus jusqu'aux jumeaux internes, entre ceux-ci et la face interne du genou, au milieu de la cuisse.

DE DOS. — L'axe tranversal du genou est sur le plan frontal; c'est ainsi que les axes des deux genoux sont en prolongement l'un de l'autre; le tendon d'Achille est vertical. Les deux masses latérales, de chaque côté de ce tendon sont équilibrées en volume.

DE PROFIL. — La cambrure de la voûte longitudinale apparaît même sur le bord externe, l'appui principal est sur les têtes des premier et cinquième métas et sur les orteils, en particulier le pouce, le poids du corps se répartit également sur l'avant pied et le talon.

La base du cinquième méta apparaît habituellement, c'est à son niveau que passe, de profil, la verticale de gravité. Juste au-dessus se situe le milieu de l'épaisseur du genou et au-dessus encore, le grand trochanter.

Les axes de la cuisse et de la jambe ne sont pas en prolongement mais forment un angle d'environ 170°.

L'axe du bassin est vertical, la crête sacrée est verticale, l'épine iliaque antéro-supérieure est située plus haut que l'épine iliaque postéro-supérieure, l'ensemble des membres donne une impression d'équilibre. Les muscles ont une certaine tension, mais on peut constater que la rotule reste libre à la manipulation.

b) **Mal coordonné.** — DE FACE. — Le membre se présente en genu valgum, l'axe de la cuisse oblique en dedans et en rotation interne, l'axe de la jambe oblique en dehors et en rotation externe, la pointe du pied est généralement déjetée en dehors et les voûtes plantaires sont affaissées — elle peut être orientée vers le dedans et le sujet exagère sa voûte longitudinale. Le bassin est basculé en avant, les épines antérieures sont

saillantes, le pli de l'aine est fermé. Les rotules regardent obliquement en dedans, le valgum entraîne un chevauchement des bords internes des genoux. Celui-ci n'est visible que s'il n'y a pas de recurvatum. Habituellement le condyle externe, du fait du valgum, devient le point d'appui essentiel, et le condyle interne 'par sa forme en C va tourner en dedans. L'articulation interne et postérieure du genou bâille en arrière, en récurvatum.

Le poids du corps est reporté sur le talon, les voûtes sont affaissées, les orteils n'ont plus de rôle d'appui; ils prennent souvent contact avec le sol par la pointe, l'ongle est vertical. Le pouce est souvent soulevé, déporté en dedans rendant saillante la tête du premier méta en position d'hallux valgus.

Si nous observons le rapport entre les deux jambes, les pieds sont écartés l'un de l'autre et orientés obliquement en dehors, les genoux prennent appui l'un contre l'autre. La face interne de la cuisse dont les muscles ne sont pas utilisés correctement s'empâte de tissus adipeux. Les deux cuisses sont en contact. Les espaces entre les deux membres ne sont pas respectés.

DE DOS. — Les axes transversaux des genoux sont obliques en arrière et en dedans, ils forment entre eux un angle saillant en arrière. Les tendons d'Achille sont obliques, ils sont déportés vers le dehors du pied; la partie interne du pied, avec la malléole est volumineuse alors que la partie externe est diminuée. Le calcanéum bascule, mais en dedans.

DE PROFIL. — Le bassin est basculé en avant, la crête sacrée est oblique, l'épine iliaque antéro-supérieure est sur la même horizontale que l'épine iliaque postéro-supérieure, ou même au-dessous, elle est saillante, le pli de l'aine est fermé. Les axes des fémur et tibia sont alignés ou forment un angle saillant en arrière, en récurvatum. Le cinquième méta prend appui au sol sur toute sa longueur, les orteils sont plus ou moins redressés.

La verticale de gravité passe par le talon.

L'ensemble du membre trouve une stabilité en allant jusqu'au bout de la course articulaire, en se suspendant aux ligaments postérieurs du genou et en affaissant les voûtes.

Les muscles n'ont plus aucune tension à part les ischio-jambiers qui tirant sur l'ischion retiennent la bascule du bassin.

B. — OBSERVATION DU MOUVEMENT

1° *Marche*

Coordonné. — Les membres augmentent leur tension, le bassin est stable, le fémur se soulève dans le sens de la marche (sur le plan sagittal), sa légère rotation externe par le psoas et les adducteurs place le tibia très légèrement à l'oblique le pied vers le dedans, dans le sens du travail des jambiers, la loge interne de la cuisse est active, le pied est comme la cuisse dans le sens de la marche y compris la pointe qui serait plutôt orientée vers le dedans que vers le dehors.

À l'appui, le pied se place dans le sens de la marche, le bord interne de chaque pied arrive successivement de chaque côté d'une ligne virtuelle le long de laquelle se déroulent les pas.

Les voûtes restent sous tension, les orteils se cambrent avec la voûte antérieure et la phalange unguéale fait ventouse, les axes cuisse-jambe sont verticaux.

C'est la hanche et le pied qui simultanément soulèvent le membre sans que le mouvement prédomine au genou.

La marche a une élasticité qui lui donne un caractère souple et harmonieux. Le sujet ne semble pas peser sur le sol, mais y rebondir.

Mal coordonné. — Tous les caractères statiques sont accentués à la marche.

DE FACE. — Sur un bassin basculé en avant la cuisse se soulève en adduction-rotation interne alors qu'à l'extrémité du genou le pied est jeté en dehors, il prend appui au sol par le talon, le poids du corps se porte sur le pied avant dès le contact au sol.

Le mouvement de balancement avant-arrière de la cuisse ne se déroule pas sur un plan sagittal mais sur un plan oblique souvent plus accentué à l'appui où le mouvement du dehors en dedans de la cuisse est quelquefois si acentué que les deux genoux se croisent, successivement l'un devant l'autre.

Ce mouvement oblique en dedans entraîne vers le sol la voûte plantaire et contribue à l'affaisser.

DE PROFIL. — Le blocage en récurvatum coïncide avec une accentuation du mouvement de bascule du bassin en avant et la poussée sur le talon.

La marche n'a aucune souplesse, le sujet semble soulever la cuisse pour plier le genou puis se laisse aller sur son membre à l'appui.

2° *Equilibre*

Si l'on demande au sujet de soulever un pied :

— du côté de l'appui, tous les caractères de la marche s'accentuent le membre *se verrouille en position d'amortissement;*

— le bassin reste redressé, pli de l'aine ouvert, il est maintenu horizontal par les fessiers abducteurs, les deux épines antérieures sont donc sur la même horizontale. Le tronc reste vertical, stable. Le genou reste de face et les voûtes sont arc-boutées;

— du côté où la jambe se soulève, le mouvement n'est pas comparable à la marche, C'est seulement une flexion de hanche dirigée par le psoas;

— le pied reste souple ou il est fléchi par le jambier. En un second temps, les yeux fermés, le sujet reste stable.

Mal coordonné. — Comme pour la marche, du côté de l'appui la hanche tourne en rotation interne entraînant une bascule du bassin en avant qui ferme le pli de l'aine. Les fessiers abducteurs n'étant plus en fonction correcte le laissent basculer latéralement, l'épine antérieure opposée à l'appui s'abaisse. Le tronc doit se rééquilibrer, il n'est pas stable. Le genou se place en rotation interne et valgum, souvent récurvatum.

Les voûtes plantaires s'affaissent, l'appui du corps est sur le talon.

De l'autre côté la flexion de la hanche est dirigée par les muscles de l'épine antérieure, le genou se porte en adduction et en rotation interne; celle-ci déjette le pied en dehors, en abduc-

tion. Il reste en extension souplement ou en abduction par la traction de l'extenseur commun.

— Le sujet maintient très mal l'équilibre, ou
ne le maintient pas du tout.

Il faut différencier les troubles de la coordination des troubles de l'équilibration pour lesquels
la perte de l'équilibre est de tout autre ordre.

3° *Pédalage*

Coordonné. — En position d'équilibre, on
demande au sujet de faire un mouvement de
pédalage avec la jambe libre.

Il faut observer tous les caractères de la coordination. L'aspect global du mouvement qui est
en même temps *conduit par le pied,* par le déclenchement de la flexion, par orteils et jambier,
et soulevé par la hanche essentiellement avec le
psoas.

Le pied conduit le déroulement avec un très
léger mouvement des voûtes et de la cheville.

— L'alignement des axes est respecté : fémur,
tibia, pied.

— Les rotations s'équilibrent : fémur en dehors, pied en dedans.

C'est sur le rapport hanche-pied que se construit le mouvement. La flexion-extension du genou en est la conséquence, son activité ne prédomine pas.

— Le membre portant a tendance à accentuer
l'extension pendant la flexion de l'autre membre.

— Le tronc est stable, le bassin consolide son
enroulement, à la flexion pour fixer la colonne
lombaire et donner appui au psoas, à l'extension
parce qu'il participe à celle-ci avec le travail des
fessiers.

Mal coordonné. — L'essentiel du mouvement
est au genou qui se fléchit et s'étend entre ischio-
jambiers et quadriceps.

— Le travail de la hanche est secondaire, elle
est fléchie comme à la position d'équilibre, par
les muscles de l'épine en adduction-rotation interne du fémur.

— Le pied n'a aucune prédominance, il est
sans tension.

— La relation hanche-pied ne se construit pas,
l'image est une flexion-extension du genou rendue
possible par la flexion de la hanche.

— Tout le tronc, en particulier le bassin, participe au mouvement; la flexion de hanche entraîne l'aile iliaque en avant et lordose la colonne
lombaire. Il se crée des compensations dorsale et
cervicale.

— Le membre d'appui a tendance à se fléchir
en même temps que l'autre.

— L'alignement des axes n'est pas respecté :
fémur en dedans, tibia en dehors, pied en dehors
par rapport au tibia.

— Les rotations ne sont pas équilibrées par
une mise sous tension. C'est en suivant le sens
des articulations que le fémur tourne en dedans,
le tibia en dehors, que les voûtes s'affaissent.

— Le membre portant se place en valgum,
souvent récurvatum, pied plat, comme à la position de déséquilibre.

— Le tronc n'est pas stable.

4° *Reprise d'équilibre : orteils-jambier*

Coordonné. — Le sujet est debout. Lorsque
l'observateur essaie de le déséquilibrer légèrement
vers l'arrière par une poussée au niveau du tronc,
il reprend son équilibre en amarrant les pieds
par l'appui des orteils et en tirant l'ensemble du
corps en avant à partir de la traction puissante
des jambiers.

Mal coordonné. — Les orteils n'ont pas d'appui
ou ne le modifient pas, aucune traction des jambiers. Toutes compensations sont possibles au niveau des genoux, du bassin, du thorax, ou en
reculant un pied.

5° *Bascule du pied sur le bord externe*

Coordonné. — En position debout, basculer les
calcanéum pour porter l'appui du pied sur le
bord externe. Ceci, sans modifier la position des
membres.

La projection de la malléole externe sur le
sol doit dépasser de plusieurs centimètres le bord
du calcanéum.

Mal coordonné. — Le manque de mobilité rend impossible le mouvement, le sujet compense en rendant proéminant le cuboïde ou bien il écarte les genoux en les fléchissant, et se place sur le bord externe du pied en rendant oblique le tibia, sans aucun mouvement du calcanéum.

CONTROLE MANUEL. — Si le mouvement ne se fait pas facilement, le contrôler, sujet assis, en prenant d'une main le tibia que l'on fera tourner en rotation interne pendant que l'autre main, qui aura empaumé le calcanéum, le fera basculer.

La cheville doit être maintenue à *angle droit,* ceci est important car le mouvement doit être un allongement entre le bord externe le plus postérieur du calcanéum et la malléole péronière. Si le maintien à angle droit n'est pas respecté, le mouvement a lieu au niveau du cuboïde, c'est une compensation.

6° *Sautillement*

Coordonné. — Le sautillement sur la pointe des pieds permet de contrôler le rebondissement, le passage correct de l'extension à la flexion et donc la finesse d'une bonne coordination. Le sujet quitte le sol par une brusque poussée des orteils suivie presque simultanément de la traction des jambiers. C'est le pied qui dirige le mouvement de poussée vers le haut. Le retour au sol est amorti par les voûtes qui augmentent alors leur tension.

Le mouvement est léger, harmonieux, continu.

Mal coordonné. — Le corps est soulevé par le tronc. Les pieds suivent le mouvement et ne le dirigent pas. Les orteils ne donnent pas de poussée en flexion et les triceps se contractent sans qu'apparaissent la corde des jambiers. Souvent les voûtes ne se forment pas et le sujet retombe sans être amorti. Il n'y a pas de lien entre les mouvements, ce sont des sauts rapides, mais successifs.

7° *Marche sur la pointe des pieds*

Coordonné. — Demander au sujet de marcher sur la pointe des pieds en élevant très peu les talons.

Ceci permet de contrôler la tension des voûtes et la poussée des orteils. Lorsque le sujet s'élève, la bascule du calcanéum entraîne en dedans le scaphoïde, qui n'apparaît pas, la voûte se creuse. La tension du triceps et celle des jambier-péroniers sont constantes, elles s'harmonisent, permettant le mouvement de la cheville et le jeu d'amortissement des voûtes.

Le mouvement est souple et harmonieux.

Mal coordonné. — Le sujet a tendance à s'élever très haut prenant appui sur la voûte antérieure affaissée.

Il déjette son scaphoïde en dedans, plaçant son pied en valgus plus ou moins marqué.

Il ne maintient pas constante la traction du jambier. Les orteils à plat au sol sont inefficaces.

L'ensemble du mouvement est raide, il n'est pas amorti.

8° *La marche sur les talons*

Coordonné. — Elle permet de contrôler traction du jambier et bascule du calcanéum. Si le mouvement est coordonné les orteils ne se relèvent pas en extension, les genoux conservent une souplesse, une légère flexion.

Mal coordonné. — Le sujet se place en récurvatum, le mouvement est raide. Les orteils se redressent en extension.

9° *Déroulement du pas talon-pointes*

Coordonné. — La succession des deux marches précédentes représente une forme complexe de coordination car elle modifie le rythme et la réciprocité de la marche.

Le sujet doit porter le poids du corps sur le talon et en un deuxième temps s'élever sur la pointe du pied puis enchaîner le mouvement avec l'autre pied.

Mal coordonné. — Si le sujet est mal coordonné, il ne parvient pas à la continuité régulière de ce mouvement.

10° *Mouvement de la cheville observé de profil*

Coordonné. — Observer les phases du déroulement du pas :

— la cheville est en flexion lorsque le talon arrive au sol;

— elle s'étend légèrement pour préparer l'arrivée du poids du corps sur l'avant pied;

— elle resserre sa flexion lorsque le poids arrive sur l'avant pied;

— puis elle s'ouvre à l'extension;

— la poussée des orteils débute la flexion du membre.

L'amplitude du mouvement se situe à la cheville et non aux orteils.

Mal coordonné. — Le mouvement de la cheville est de très petite amplitude ou nulle. S'il existe il ne porte pas sur la flexion mais sur l'extension avec le triceps. Le mouvement des orteils prédomine; ils se redressent en extension.

11° Sauts à cloche-pied

Coordonné. — Association de l'équilibre, du déroulement de la cheville et du sautillement.

Le mouvement est guidé par le pied, puissant, bien amorti, souple, léger. Le rebondissement donne une image d'unité dans la succession des sauts.

Mal coordonné. — Le sujet s'élève par un mouvement de tronc, de bras, puis se laisse retomber sur le pied sans s'amortir. Les sauts ne s'enchaînent pas, ce sont des déplacements successifs.

12° Pas chassé

Coordonné. — Le sujet fait latéralement un pas chassé. Ceci représente un mouvement complexe de coordination où l'extension du pied s'associe au travail des fessiers comme abducteurs. Ce mouvement est assez simple à réaliser : il faut surtout observer l'allègement et l'amortis-

sement, l'harmonie dans la succession des sauts, la qualité du travail d'une jambe par rapport à l'autre. Il est fréquent que le sujet ne sache le faire que dans un seul sens.

Mal coordonné. — Mauvais allègement, pas d'harmonie, une jambe ne suit pas l'autre ou fait un mouvement d'avant en arrière et non latéral. Le déplacement n'est possible que dans un sens, etc.

13° Assis pieds plante contre plante

Coordonné. — Assis au sol pieds plante contre plante, les genoux le plus près possible du sol. Les pieds sont posés au sol sur le bord externe. Etablir un contact précis entre calcanéum, têtes des premier et cinquième métas, dernières phalanges des orteils.

Sans lâcher ces points de contact, redresser le bord interne du pied à la verticale par la traction des jambiers. Contrôler l'amplitude du mouvement. S'il est correct, les voûtes se creusent, le long péronnier permet de conserver le contact des têtes des premiers métas.

Ce mouvement doit être fait avec facilité, les genoux doivent s'abaisser vers le sol lorsque les pieds se redressent.

On peut placer une règle plate entre le bord interne des calcanéums, les têtes des premiers métas et les premiers orteils pour avoir une représentation plus facile du mouvement vers la verticale et un contrôle des points d'appui. S'ils ne sont pas corrects la règle glisse.

Mal coordonné. — Les contacts sont difficiles à établir. Dès la flexion les têtes des premiers métas s'écartent l'une de l'autre et souvent les premiers orteils. Le mouvement est très limité en amplitude. Les genoux se rapprochent et les bords externes des pieds s'écartent. Le sujet ne peut maintenir la règle.

CHAPITRE IV

MEMBRES SUPÉRIEURS

I. — CONSTITUTION D'ENSEMBLE

Le membre supérieur est formé de trois unités de coordination (fig. 127 et 128) :

— une sphérique :

— *la main,* elle dirige le mouvement;

— deux transitionnelles :

— *l'« omoplate »,* elle transpose le mouvement du tronc pour le rendre accessible au bras;

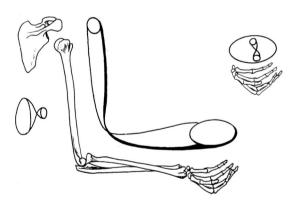

Fig. 127. — *Les trois unités de coordination :*
« omoplate », « bras », « main ».

— *le « bras »,* il transmet la tension et le mouvement entre tronc et main, il augmente l'amplitude du déplacement.

Comme pour le membre inférieur, l'unité de coordination complexe *la main* est repoussée jus-

qu'à l'extrémité distale. C'est elle qui organise le mouvement et s'établit dans une relation avec

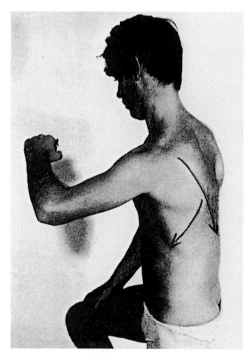

Fig. 128. — *Les trois unités de coordination.*

le tronc. Les deux unités transitionnelles, à la suite l'une de l'autre, éloignent la main de la tête, l'omoplate glissant sur le tronc va choisir la position la plus favorable afin que le long levier qu'est le bras puisse permettre à la main d'explorer à son aise l'espace environnant.

Nous avons vu que le membre inférieur prolongeait directement le mouvement du système croisé, se chevauchant avec lui au niveau de

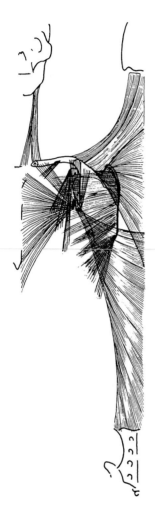

FIG. 129. — *3ᵉ couche du tronc : les muscles de l'omoplate comportent des fléchisseurs et des extenseurs.*

l'unité iliaque. Le membre supérieur prolonge aussi le mouvement du système croisé mais d'une manière plus libre, plus complexe. Elle consiste en une troisième couche musculaire étendue sur le tronc et qui porte les caractères des deux couches croisées en flexion et en extension. Ainsi le membre supérieur participe-t-il intimement au système croisé par l'« omoplate » dont les muscles

sont *encore* des muscles du tronc, en même temps que des muscles du membre supérieur (fig. 129 et 130).

Nous voyons donc l'ensemble du corps ayant à son centre l'enroulement du tronc par le système droit, flanqué de chaque côté du système croisé. Or, celui-ci n'est qu'un maillon au milieu de la chaîne d'unités de coordination qui vont unir main et pied : l'enroulement main, puis le

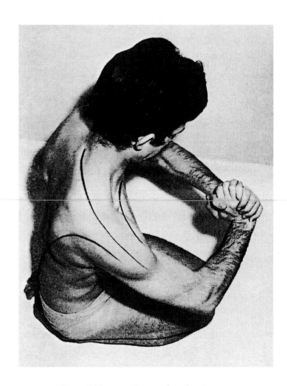

FIG. 130. — *3ᵉ couche du tronc.*

bras, l'omoplate, le système croisé, l'unité iliaque, la jambe, et à l'extrémité l'enroulement pied. Cinq unités juxtaposées, un long ressort d'unités transitionnelles unissent main et pied, et ceci à droite et à gauche. Elles sont assemblées, et centrées par le système droit du tronc qui groupe en un tout les deux côtés pour faire de ces deux lignes de mouvement les éléments complémentaires d'un seul mouvement latéralisé.

Ce sont en fait le pied et la main qui organisent le mouvement du système croisé, ou plus exactement l'appui du pied et l'action de la main qui entraînent le système croisé dans leur activité.

La poussée du pied en extension se prolonge par le redressement du tronc, mais au niveau du membre supérieur un dispositif osseux particulier à l'omoplate inverse le sens du mouvement. C'est ainsi que l'extension du tronc se prolonge vers la main par la flexion du bras alors que la flexion du tronc entraîne l'extension du bras; la jambe s'étend pendant que le bras se fléchit.

Les bras peuvent être utilisés de deux manières : dans le mouvement réciproque l'un se fléchit pendant que l'autre s'étend comme pour la course, la marche; dans le mouvement symétrique construit sur le système droit les deux bras agissent simultanément l'un vers l'autre.

Naturellement la mécanique est assez dissociée, assez complexe et riche pour pouvoir intriquer les deux formules et tenir un objet des deux mains tout en marchant, ou faire des mouvements partiellement symétriques, partiellement réciproques.

II. — LES TROIS UNITÉS DE COORDINATION

A. — L'OMOPLATE

I. — SITUATION

L'Unité de Coordination de l'omoplate est formée par l'omoplate et la clavicule enchâssées dans la troisième couche des muscles du tronc

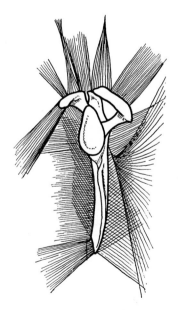

FIG. 131. — *L'omoplate est enchâssée de toutes parts dans la 3e couche du tronc.*

(fig. 131) qui du sternum au rachis, de la tête au bassin assurent son mouvement propre.

C'est une unité de coordination transitionnelle, elle est formée de deux éléments sphériques con-

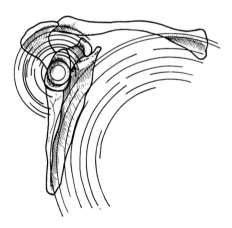

FIG. 132. — *Les deux surfaces sphériques de l'omoplate sont concaves, d'une part la glène, d'autre part la grande courbe de l'ensemble omoplate-clavicule se posant sur le thorax.*

caves : la grande courbe de l'omoplate et de la clavicule se plaquant sur le thorax, où l'on discerne deux surfaces de contact : la fosse sous-scapulaire et l'articulation de la clavicule au sternum. Cette dernière est un point d'appui mobile qui délimite le mouvement de l'omoplate sur le thorax. C'est celui-ci que nous observerons puisqu'il oriente le déplacement du bras.

Le deuxième élément sphérique est également concave, la glène (fig. 132).

Le mouvement des éléments sphériques est extrêmement lié puisqu'ils sont portés par le même os : c'est le glissement de la fosse scapulaire sur le thorax qui oriente la glène.

Le mouvement répond aux muscles situés tout autour de l'omoplate et de la clavicule et c'est de la précision de la coordination que dépend l'équilibre de tous ces muscles. Nous pouvons observer deux axes de mouvement, l'épine de l'omoplate et la clavicule. La grande mobilité de leur relation va permettre d'ouvrir ou fermer l'angle qu'ils forment, permettre aussi à l'omoplate de basculer et de se plaquer contre le thorax.

II. — ROLE

Le mouvement du tronc est très complexe, or l'omoplate doit le transmettre à la tête humérale qui elle, n'est capable que d'un mouvement simple. La complexité au niveau de la glène consistera dans son orientation, sa position par rapport au thorax et rendra ainsi la sphère humérale capable de participer au mouvement du tronc le transmettant à la main.

Elle inverse le sens du mouvement, sur un tronc en extension place le membre en flexion et inversement. La coordination de l'omoplate agissant avec les deux couches du tronc peut assurer le passage du mouvement de l'une à l'autre. Sa grande mobilité donne une large indépendance aux membres supérieurs qui peuvent faire des mouvements variés et complexes, ils sont nécessaires à la main puisqu'elle est l'unité la plus complexe après le tronc.

III. — MÉCANIQUE

1° *Mouvement global*

Pour l'omoplate, nous appelons extension le mouvement qui ouvre l'angle formé par la clavicule et l'omoplate et vient les encastrer sur le thorax ouvert en extension : c'est *l'emboîtement de l'omoplate*.

Or ce mouvement est le résultat d'un travail unique de deux genres de muscles, habituellement antagonistes, des fléchisseurs (comme le petit pectoral) et des extenseurs (comme le trapèze).

A l'inverse, la flexion de l'omoplate est le retour de ce mouvement, lorsque l'épaule est soulevée en avant et que le thorax se replie en flexion : c'est *l'élévation de l'omoplate*. Ce mouvement est aussi le résultat d'un travail de muscles fléchisseurs et extenseurs.

Nous avons remarqué que l'omoplate était en suspension dans une couche musculaire; celle-ci est insérée à la tête, au tronc et au bras. Selon que cette couche musculaire prend appui à l'une ou l'autre de ses insertions elle peut mobiliser les deux autres. C'est ainsi que prenant son appui au niveau du tronc elle met en relation la tête et la main.

La tête participe aux deux systèmes du tronc et de la main, elle les associe ce qui permet les gestes les plus riches, les plus puissants et les plus fins.

2° *Emboîtement de l'omoplate*

a) **Les os.** — Etudions cet emboîtement au niveau du mouvement des os.

OMOPLATE. — Le mouvement propre à l'omoplate a deux formes : un *va-et-vient rotatoire*

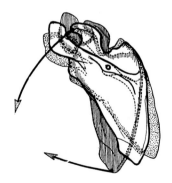

FIG. 133. — *Le va-et-vient rotatoire propre à l'omoplate s'exerce autour de son centre situé au milieu de l'épine de l'omoplate.*

(fig. 133) autour de son centre : celui-ci est un carrefour qu'on peut déterminer en prolongeant le sens des tractions qui s'exercent sur les angles, il est au centre de l'épine, au niveau de l'insertion du trapèze inférieur; ce mouvement a pour résultat d'écarter ou de rapprocher la pointe de l'omoplate du rachis. C'est une bascule de l'omoplate. L'autre mouvement est un *glissement* (fig. 134) par lequel la face concave de l'omoplate va chemi-

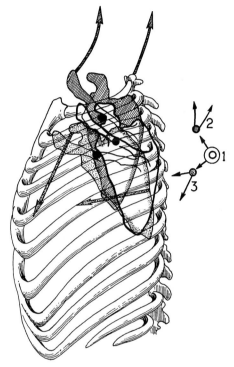

FIG. 134. — *Le glissement de l'omoplate sur le thorax s'associe au va-et-vient; il amène le centre de rotation en : 1. position de repos; 2. élévation; 3. emboîtement.*

ner sur le thorax ouvert autour du point fixe transmis par la clavicule.

Les deux mouvements sont associés dans l'emboîtement : la clavicule devient horizontale au lieu d'être oblique vers le haut. Ceci l'amène nécessairement vers l'avant, vers le plan frontal puisqu'elle ne change pas de longueur alors que le thorax s'élargit lorsqu'elle devient horizontale. L'articulation de l'épaule se trouve amenée vers l'avant. Les muscles devront donc amener l'omoplate en bas et en avant en l'écartant de l'axe médian (sternum et rachis) et stabiliser la bascule.

CLAVICULE. — La clavicule s'abaisse et devient horizontale, c'est le mouvement du sous-clavier.

b) **Les muscles.** — Le mouvement de la clavicule est guidé par le déplacement de l'omoplate.

Celui-ci débute par la traction du petit pectoral qui amène la coracoïde en avant, en direction de la pointe du sternum. La clavicule (sous-clavier) est horizontale, la glène en avant est écartée du sternum de toute la longueur de la clavicule. Ce glissement débute le travail du grand dentelé par son faisceau supérieur.

Observons l'action du petit pectoral sur l'omoplate : il provoque le mouvement rotatoire qui ferait basculer la pointe vers le rachis, mais le grand dentelé mis en action par le glissement agit par son faisceau inférieur sur la pointe de l'omoplate, il la tire en avant en s'opposant au mouvement de bascule du petit pectoral. Ainsi petit

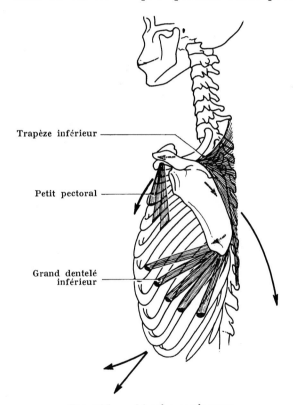

Trapèze inférieur

Petit pectoral

Grand dentelé inférieur

FIG. 135. — *Muscles conducteurs.*

pectoral et grand dentelé inférieur agissent en sens inverse sur le mouvement rotatoire de l'omoplate, ils la stabilisent.

Mais nous avons vu, au début, que le grand dentelé faisait glisser l'omoplate vers l'avant et en bas, il trouve alors un antagoniste qui l'équilibre par une traction inverse avec le trapèze inférieur qui tire l'omoplate en arrière et en bas, sans avoir aucune action rotatoire puisqu'il est inséré au centre même du mouvement rotatoire.

Petit pectoral, grand dentelé agissent avec les fléchisseurs du tronc, trapèze inférieur avec les extenseurs; ce sont les muscles conducteurs de l'emboîtement de l'omoplate, ils agissent sur le thorax ouvert (fig. 135 et 136).

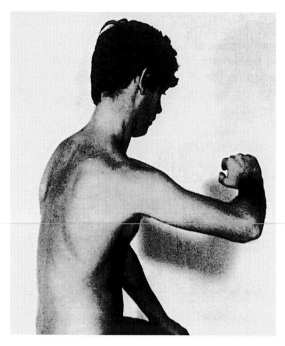

Fig. 136. — *Emboîtement de l'omoplate pendant l'extension du tronc : un creux se forme à l'insertion du deltoïde.*

Position de l'omoplate à l'emboîtement (fig. 137 et 138) :

L'omoplate se trouve située :

— la pointe au niveau de la huitième côte;

— le bord spinal vertical;

— le plan de la face sous-scapulaire oblique en avant de telle manière que l'angle externe portant la glène soit en avant, la tête humérale se trouve sur le plan frontal du sternum. L'omoplate n'est pas en arrière du thorax lors de l'emboîtement, mais obliquement de trois quart postérieur sur le côté.

c) **Inversion du sens des tractions** (fig. 139). — Dans la position d'emboîtement, le mouvement

arrive à fond de course lorsque l'angle omoplate-clavicule est complètement ouvert : clavicule horizontale. L'omoplate peut alors servir de point

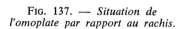
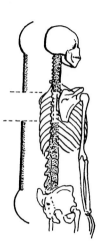

Fig. 137. — *Situation de l'omoplate par rapport au rachis.*

fixe, petit pectoral et grand dentelé prenant alors appui sur l'omoplate et continuant à se contracter vont agir en sens inverse et ouvrir les dernières

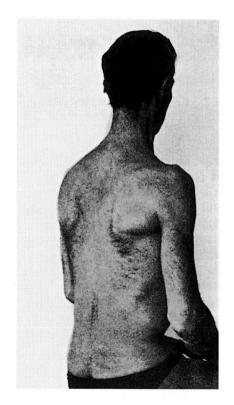

Fig. 138. — *L'omoplate est éloignée de la tête.*

côtes participant à l'action, en extension, du grand oblique et du petit dentelé postérieur.

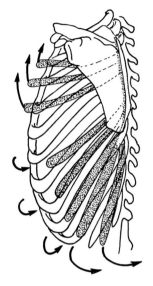

FIG. 139. — *Prenant appui sur l'omoplate petit pectoral et grand dentelé contribuent à l'écartement des côtes.*

Ayant observé l'emboîtement de l'omoplate (fig. 139) nous allons étudier le mouvement inverse.

3° *Elévation de l'omoplate* (fig. 140)

a) **Muscles-mouvement.** — Le mouvement inverse correspond à celui que fait l'enfant pour s'essuyer le coin des lèvres avec l'épaule. Trapèze supérieur et angulaire de l'omoplate ayant été complètement étirés à l'emboîtement, ils soulèvent l'omoplate l'amenant en avant.

Si le sujet fait le mouvement d'un seul côté, le trapèze ne travaille pas seul, il entraîne la contraction du sterno-cléido-mastoïdien opposé. Ce sont les muscles conducteurs du mouvement. Ce mouvement est rarement amené à bout de course, son rôle est surtout d'être antagoniste du précédent, toute action répond à l'emboîtement, l'élévation habituellement est le retour du mouvement, le repos.

b) **Os.** — *L'omoplate* glisse vers le haut en conservant vertical son bord spinal. C'est l'orientation du plan de la face sous-scapulaire qui devient plus frontale.

La clavicule se soulève, devient oblique en haut et en arrière.

L'angle omoplate-clavicule se referme.

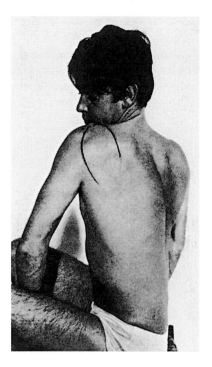

FIG. 140. — *Elévation de l'omoplate.*

La glène s'oriente vers le dedans et fait un mouvement de rotation en dedans.

Ce mouvement s'accentue lorsque le sujet porte l'épaule vers la bouche, et lorsque le thorax se plie en flexion, sous l'omoplate.

c) **Muscles de la glène.** — Les muscles mono-articulaires unissant la glène à la tête humérale

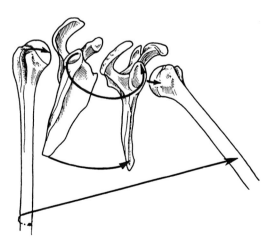

FIG. 141. — *Pendant le mouvement du bras, il y a déplacement simultané de l'omoplate et de l'humérus.*

auront un mouvement répondant à la rotation de la glène :

— à l'emboîtement, entraînant une rotation externe, répond le travail du sus-épineux et du sous-scapulaire qui vont provoquer le mouvement inverse de la tête humérale en rotation interne;

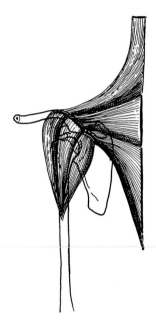

FIG. 142. — *Chaque faisceau du trapèze se prolonge par un faisceau du deltoïde.*

— à l'élévation, entraînant une rotation interne, répond le travail des sous-épineux et petit rond qui vont provoquer le mouvement inverse de la tête humérale en rotation externe. C'est parce que l'humérus est stabilisé par le grand pectoral et grand dorsal que le mouvement de la glène entraîne un déplacement de la tête humérale, sinon la tête suivrait la glène (fig. 141).

d) **Rapports de muscles.** — Rapport du deltoïde et du grand rond avec les muscles de l'omoplate.

Le grand rond ayant une insertion située beaucoup plus bas que les omo-huméraux sur l'humérus, il n'est pas à étudier avec le mouvement de la glène mais avec la mécanique propre au bras. Remarquons pourtant ici, à cause de leur situation, les trois faisceaux du deltoïde et le grand rond. Chacun des faisceaux du deltoïde prolonge un faisceau du trapèze.

Une image nous paraît importante pour nous représenter le mouvement : partant de la base du crâne, nous pouvons voir un large muscle en chape:

les trois faisceaux du trapèze se prolongeant exactement par les trois faisceaux du deltoïde pour se regrouper sur le V deltoïdien (fig. 142). A la suite du trapèze en avant viennent les sternos auxquels fait suite le grand pectoral qui, par son insertion sur l'humérus, se prolonge par le grand rond jusqu'à la pointe de l'omoplate. Cette couche musculaire rassemble le mouvement de la tête et celui du bras.

Le grand rond est lié mécaniquement au trapèze moyen (fig. 143, 144 et 145). En effet, le trapèze moyen devient hypertonique dès qu'il y a déséquilibre de la coordination. Il se raccourcit considérablement et inverse la courbure dorsale tout en serrant les omoplates en haut et en arrière. La pointe de l'omoplate cesse d'être plaquée contre le thorax, deltoïde et pectoraux ne pouvant plus jouer leur rôle en face du grand rond, celui-ci bloque l'angle bord-externe omoplate-humérus en devenant hypertonique, il repousse vers le haut la tête humérale qui se bloque

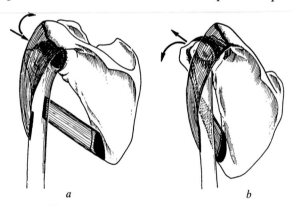

| a | b |

FIG. 143. — *Fonction du grand Rond :*
a) *Participant à un ensemble coordonné il ne bloque pas l'action de la tête humérale; b) Mal coordonnée : la tête est saillante sous le deltoïde antérieur, la pointe de l'omoplate suit l'abduction de l'humérus.*

en rotation externe. Le mouvement omoplate-humérus ne peut avoir sa course normale. Tous les mouvements du bras sont en rotation externe, donc, à l'inverse de ce que doit être le mouvement coordonné, et toute la structure de la main est détériorée par l'absence de tension.

4° *Autres muscles*

Nous n'avons pas cité avec les mouvements d'emboîtement et d'élévation *tous les muscles* de

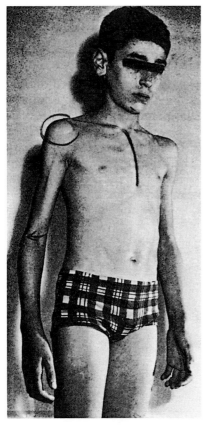

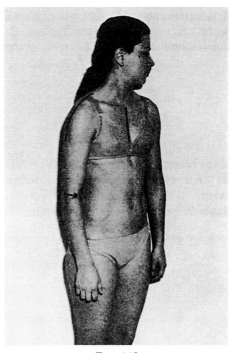

Fig. 145.

Fig. 144.

Fig. 144. — *Dans de mauvaises conditions de coordination le grand rond devient essentiellement adducteur de l'omoplate contre le bras et rejette la tête humérale vers le haut.*

Fig. 145. — *Tête humérale correctement encastrée (bonne coordination).*

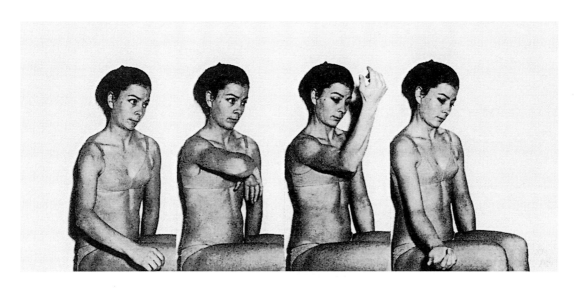

Fig. 146. — *Le mouvement coordonné dessine un* ∞ *dans l'espace.*

l'omoplate mais seulement les muscles conducteurs du mouvement, les autres ont pour rôle soit d'être antagonistes, soit d'équilibrer l'action des muscles conducteurs au niveau de cette nappe musculaire dans laquelle se meut l'omoplate.

B. — LE BRAS (fig. 146)

Nous allons passer assez rapidement sur la description de cette unité de coordination puisque son observation a été faite au chapitre premier, pour expliquer le principe de la coordination.

II. — MÉCANIQUE

1° *Flexion-extension de la tête humérale; os*

La rotation interne de la tête humérale lorsqu'elle est dirigée par les muscles de la coordination, ici le biceps, entraîne un mouvement *d'abduction.* Le résultat de ces deux mouvements est d'amener l'humérus en avant, en flexion (le corps de l'os horizontal, l'axe épicondyle-épitrochlée vertical si le coude est fléchi, la main au niveau de la pointe du sternum).

Arrivé au maximum de flexion, donc d'emboî-

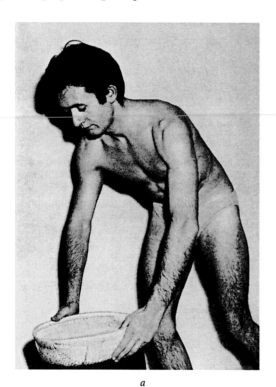

a

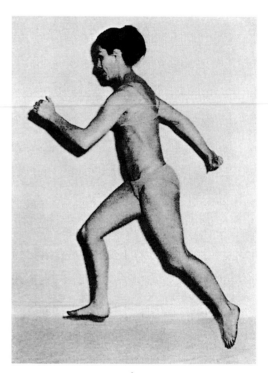

b

FIG. 147. — *Les deux formes de mouvements des bras : a) symétrique comme pour la préhension; b) réciproque comme pour la marche.*

I. — SITUATION

Deux éléments sphériques : la tête humérale et la main opposent leurs rotations et la torsion qui en résulte, provoque un mouvement de flexion-extension au coude et au poignet.

tement de la tête humérale dans la glène, sous la traction du triceps, l'humérus tourne en rotation externe, la main décrit une courbe qui amène l'avant-bras à la verticale, et l'humérus descend le long du thorax en adduction-rotation externe. Si l'on pousse à fond le mouvement, il se porte en arrière, en extension.

2° *Les deux courses du mouvement* (fig. 147)

Faisons ici une remarque générale. Si nous observons le mouvement du tronc ou des membres par rapport à l'ensemble du corps, nous considérons deux courses de mouvement, vers l'avant en flexion, vers l'arrière en extension. Ceci est dû au fait que la position d'équilibre debout, est, nous le verrons avec la statique, le point d'équilibre entre la flexion et l'extension.

Partant de cette position, tout mouvement en avant fait travailler les fléchisseurs, tout mouvement en arrière les extenseurs. Si nous tenons à bien délimiter ces deux courses de mouvement, c'est que le travail musculaire, partant de la flexion complète : bras fléchi en avant par exemple, pour aller jusqu'à ce point d'équilibre, sera exécuté par les muscles extenseurs, pourtant le mouvement sera situé dans la course de flexion, en avant. Le même travail des mêmes extenseurs, s'il se prolonge en arrière sera dans la course d'extension.

Ceci est important au niveau du *membre supérieur*. En effet, si le point d'équilibre est situé au milieu de l'épaisseur du tronc, là où le bras pend avec la pesanteur au repos, nous voyons que le mouvement symétrique des deux bras agissant l'un avec l'autre sous le regard se passe *toujours dans la course de flexion,* en avant. L'action de la main nécessite une structure stable, or, la main tient sa structure sphérique de la tension épaule-main, l'épaule en rotation interne, donc en flexion, donc agissant dans la course de flexion. C'est pourquoi nous pouvons remarquer que les sujets bien coordonnés, lorsqu'ils agissent avec la main, n'amènent jamais spontanément le coude en arrière, mais dès que celui-ci atteint le milieu de l'épaisseur du tronc, ils écartent le coude en abduction plutôt que d'entrer dans la course d'extension.

Le mouvement réciproque des bras tel que nous le voyons à la marche par exemple, se situe dans les deux courses, en flexion et en extension. Mais la main ne fait pas un travail qui nécessite une solidité de sa structure en voûte.

3° *Mouvement des bras à la marche*

A la marche, le bras et la main n'ont pas de mouvement réel. Le membre est un balancier et le

mouvement se situe au niveau de l'omoplate, il engage les muscles de l'épaule mais à partir de l'omoplate et non de la main. Aussi, la poussée du pied qui se prolonge par l'extension du tronc provoque l'emboîtement de l'omoplate et la contraction, nous l'avons vu, du sus-épineux sous-scapu-

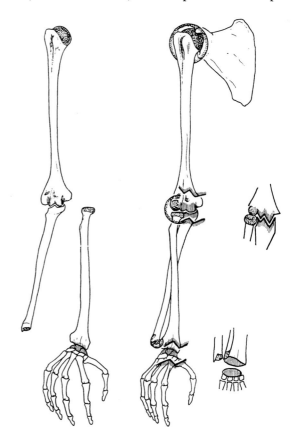

FIG. 148. — *Inversion du sens des rotations et flexion-extension.*

Articulations propres à la rotation, en pointillé, à la flexion-extension, en hachures; Association des deux mouvements : la *flexion-extension* est localisée au coude entre humérus et cubitus, au poignet entre radius et main; La *rotation* est localisée : au coude entre humérus et radius, au poignet par les muscles entre cubitus et main.

laire. Ceci entraîne le travail du deltoïde antérieur et du grand pectoral. La racine du bras se porte en avant, puis le membre continue son mouvement comme un balancier.

A cette flexion, va succéder une extension du bras qui, avec le sous-épineux et le petit rond, va se porter en arrière. Ce mouvement répond aussi à celui du deltoïde postérieur et du grand dorsal. Puis le ballant se prolonge en arrière avant d'être rappelé lors de l'extension du tronc.

Ce mouvement correspond à la contraction de la racine du membre alors que bras et main conservent une tension qui se modifie selon les phases mais sans travail réel. L'inertie reste prédominante, c'est ce qui explique le décalage entre le temps de poussée du pied et le moment où le bras arrive en avant.

4° *La préhension*

La mécanique du bras que nous étudions dans la coordination est celle de la préhension.

Situons d'abord la manière dont les os permettent d'inverser le sens des rotations pendant la flexion-extension (fig. 148). Au niveau du coude, la poulie entre humérus et cubitus assure une solide flexion-extension. La rotation est loca-

du pouce en rotation externe. Ceux-ci sont abducteurs et extenseurs. C'est pourquoi, par étirement, ils mettent sous tension les cubitaux.

Il faut pour comprendre ceci observer l'*articulation du poignet*. Son axe transversal n'est pas perpendiculaire au radius mais oblique en dehors, du côté du cubitus. Ainsi, le relâchement des muscles porte-t-il la main en inclinaison cubitale. Cet axe n'est pas non plus parallèle à la face radiale et palmaire de l'avant-bras posé à plat au bord de la table, du côté radial il est plus dorsal, passant par la tabatière anatomique, et du côté palmaire, il est plus antérieur passant près du tendon du cubital antérieur. Nous savons aussi que la première rangée des os du carpe est courbe, aussi l'inclinaison radiale amènera une flexion dorsale et l'inclinaison cubitale une flexion palmaire.

Lorsque, reprenant notre coordination, nous voyons que les muscles de la tabatière travaillent

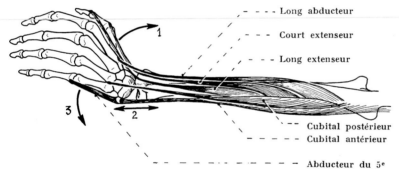

Long abducteur

Court extenseur

Long extenseur

Cubital postérieur

Cubital antérieur

Abducteur du 5ᵉ

FIG. 149. — *Le travail des muscles longs du pouce* (1) *étire les cubitaux* (2) *créant entre ces deux groupes un état de tension* (1. 3).

lisée à la tête du radius qui peut continuer à tourner pendant toute la course de la flexion-extension.

Au niveau du poignet c'est l'inverse. La flexion-extension est située entre le radius et la main alors que la rotation, la prono-supination, se fait entre cubitus et main. La main tourne autour du cubitus par l'intermédiaire du radius qu'elle prolonge et elle tourne avec lui autour de la tête cubitale.

a) **Flexion.** — Reprenons le mouvement de la tête humérale en flexion, celle-ci est conduite par le biceps dont le tendon de la longue portion fait tourner la tête en rotation interne en s'accrochant au trochin. Nous avons vu que la tension s'inversait pour être transmise aux muscles longs

(muscles longs du pouce, fig. 149), ils entraînent une flexion radiale, donc dorsale, mais en même temps, ils étirent les cubitaux puisque ceux-ci au repos sont en inclinaison cubitale. Le redressement radial de la main les étire et les met sous tension.

Or, l'inclinaison cubitale n'est autre qu'une abduction. C'est pourquoi la tension sur le premier métacarpien en adduction et sur le cinquième en abduction, entraîne le travail correspondant des interosseux d'où formation de la voûte de la main.

Or, cette tension est constante, que la main soit en pronation ou en supination (fig. 150, 151 et 152). Il nous faut donc, à partir du coude, envisager l'une et l'autre de ces deux formes puisque c'est depuis le coude, par la rotation du radius, que la main se retourne.

FLEXION EN SUPINATION. — La main se retourne pendant que le coude se fléchit pour présenter un objet devant le regard. Le biceps à son extrémité inférieure fait tourner le radius et fléchit le coude. Il est amplement aidé par le long supinateur qui assure la supination depuis la

un tiroir. Le travail des radiaux débute le mouvement par le redressement du poignet pendant que le rond pronateur, placé en dedans du coude avec les fléchisseurs, aidé du long supinateur dans son rôle de fléchisseur vont participer au brachial antérieur pour fléchir le coude.

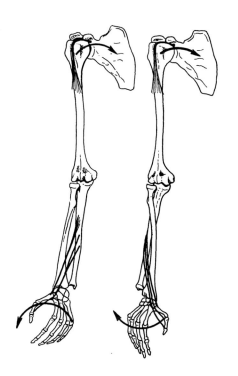

FIG. 150.

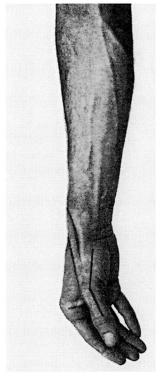

FIG. 151.

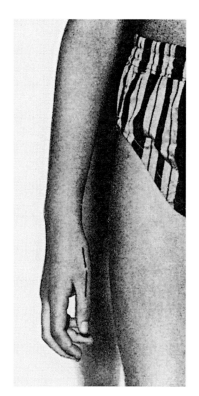

FIG. 152.

FIG. 150. — *L'état de tension qui donne sa forme à la main est constant en pronation comme en supination.*

FIG. 151. — *Main en état de tension par les muscles longs du pouce.*

FIG. 152. — *Absence de tension de la main.*

pronation complète, jusqu'au moment où l'axe de la main est perpendiculaire au pli du coude, niveau auquel il devient fléchisseur. Le biceps est encore aidé par le court supinateur.

Au fur et à mesure qu'augmente la tension qui forme la voûte de la main, la traction des muscles longs du pouce et des cubitaux entraîne le travail des radiaux qui redressent la main. Ce mouvement aura, nous le verrons, une importance pour la flexion de la main.

FLEXION EN PRONATION. — La main reste en pronation et le coude se fléchit comme pour tirer

b) **Extension.** — Nous avons vu le mouvement de la tête humérale. Il est guidé par le triceps dont la longue portion est directement antagoniste du long biceps.

EXTENSION EN PRONATION. — Le triceps à son extrémité inférieure étend le coude. Observons le *cubitus* (fig. 153). Il n'est pas dans le prolongement exact de l'humérus. *A la flexion :* il est oblique en dedans, orienté vers le visage. *A l'extension :* il est oblique en dehors. La forme de la trochlée comme celle de l'extrémité inférieure de l'os permettent d'observer un mouve-

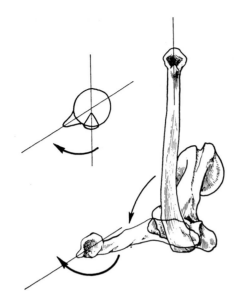

FIG. 153. — *A la fin de l'extension du coude
la tête cubitale décrit un mouvement de rotation interne.*

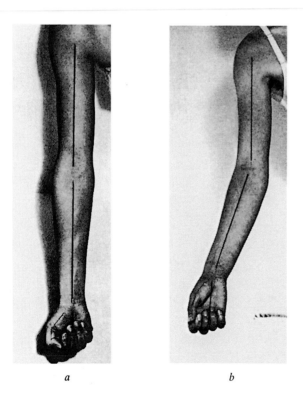

a   b

FIG. 154. — *Alignement des axes.*

a) La rotation interne de l'épaule et externe de la
main crée un état de tension qui maintient les segments
en prolongement; *b*) Absence de tension.

ment de pronation qui apparaît à la fin de l'extension entre 150 et 180°. C'est pourquoi il est
nécessaire de conserver le coude très tendu, si
l'on veut mettre en évidence le travail des muscles
longs du pouce et de la tension de la main en
voûte pendant la pronation.

Le muscle *ancôné* qui agit en fin d'extension
du coude avec le triceps accentue ce mouvement.

EXTENSION EN SUPINATION. — L'extension en
supination a une course très limitée. C'est le mouvement de visser avec le bras tendu. La course
du mouvement s'étend de la pronation complète à
la position qui amène à la perpendiculaire l'axe
transversal du poignet par rapport au pli du
coude. Elle répond exactement au maximum de
mise sous tension de la main par les muscles du
pouce avec les court et long supinateurs. Elle
s'oppose à la rotation interne de l'épaule (fig.
154 *a*).

Le défaut serait de lâcher cette rotation interne,
ce qui provoquerait un *valgum du coude*. Celui-ci
répond à un manque de rotation interne de la
tête humérale, de tension, une insuffisance dans
la coordination (fig. 154 *b*).

5° *Relation omoplate-bras, tronc-bras*
(fig. 155)

Nous avons étudié le mouvement du bras partant de la structure propre à la coordination.
Voyons maintenant comment s'y inscrit le travail
des muscles qui viennent donner de la puissance
et de la solidité au mouvement du bras.

a) **Emboîtement, flexion du bras.** — Nous avons
vu que l'emboîtement de l'omoplate provoquait
une rotation externe de la glène. Elle correspond
à la rotation interne de la tête humérale, c'est
ce mouvement de l'omoplate qui provoque l'*inversion du sens du mouvement* entre tronc et
bras.

L'emboîtement de l'omoplate correspond à la
flexion de l'humérus. Plus l'omoplate s'emboîte,
plus le coude se lève, au bout de la course apparaît une fossette à l'insertion du deltoïde sur
l'acromion et un intervalle entre les deltoïdes
antérieur et moyen, au fond duquel on sent dis-
paraître la tête humérale. *Trapèze* inférieur et

grand dentelé inférieur donnent appui au *deltoïde* antérieur qui soutient le poids du bras.

b) **Grand pectoral, grand dorsal.** — Ce sont deux muscles puissants qui vont être utilisés en même temps que les sternos et les deltoïdes (prolongeant les trapèzes) lorsque le membre aura

la tête, du thorax, du système droit et du système croisé.

Le grand dorsal amène le bras en extension ou simplement renforce la puissance du membre qui soulève le tronc dans le grimper. C'est la principale aide du triceps pour l'extension de l'épaule. Il unit le bras au rachis et au bassin.

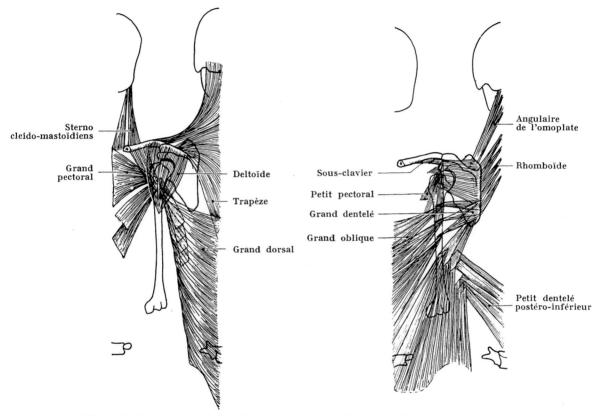

FIG. 155. — *Le bras tient sa force du fait que certains de ses muscles prolongent ceux du tronc.*

besoin de force et d'appui solide au tronc. C'est pourquoi ils correspondent au mouvement du tronc ouvert (en extension).

Le grand pectoral associe le mouvement du bras à l'enroulement du système droit par son faisceau inférieur qui se termine sur la gaine des grands droits. Par le faisceau précédent, situé au-dessus, il s'entrecroise avec le grand oblique. Le faisceau le plus supérieur par son insertion claviculaire s'associe au travail du sterno-cléido-mastoïdien.

Ainsi, selon la position, la forme du corps et le mouvement choisi, à un moment donné, la flexion du bras peut s'associer au mouvement de

Nous pouvons remarquer que son faisceau costal s'enchevêtre avec le petit dentelé postéro-inférieur. Or, celui-ci prolonge, nous l'avons vu, le travail du grand oblique; il se rattache à l'ouverture du thorax par la couche oblique.

C. — LA MAIN
(fig. 156)

I. — ROLE

La grande complexité d'organisation du membre supérieur contribue à donner à la main une variété et une finesse de mouvement sans limite. La relation des deux mains permet de reproduire tous les mouvements du tronc, elles peuvent reproduire les formes les plus complexes dans l'espace. C'est avec la main comme avec la parole, le regard, la mimique, que l'homme exprime le plus exactement sa pensée.

III. — MÉCANIQUE

La mécanique de la main étudie :

— La structure de la main comme unité sphérique constituée par la voûte.

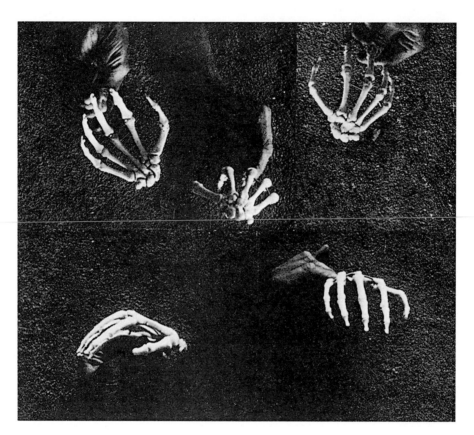

Fig. 156. — *La main.*

II. — SITUATION

C'est pour remplir ce rôle de préhension et d'expression que les mains sont constamment sous le contrôle des sens, devant le visage. Les mains sont au service de l'intelligence. Le mouvement de la main est lié à celui de la tête : ce sont les deux extrémités d'un même mouvement. C'est sur la relation de la tête à la main que se fonderont les notions les plus complexes.

— La dynamique qui a deux formes de base : la flexion extension et la prono-supination. C'est la synthèse de ces deux mouvements qui détermine le caractère le plus évolué de la main : l'opposition.

1° *Structure de la main*
(fig. 157 et 158)

a) **Enroulement.** — La main est une unité de coordination sphérique, son mouvement est l'enroulement.

Les deux éléments sphériques sont les têtes des premier et cinquième métas; leur mouvement est de s'enrouler sur elles-mêmes et de se rapprocher ou de s'éloigner l'une de l'autre.

Elles sont unies par les têtes des deuxième, troi-

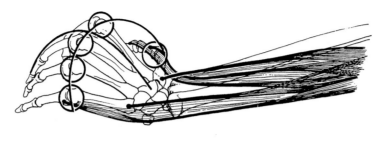

FIG. 157. — *La main est organisée en sphère sur le support de deux voûtes croisées.*

sième et quatrième métas. Le mouvement accentue ou diminue la courbure de la voûte.

b) **Interosseux** (fig. 159). — Ce mouvement répond au travail des interosseux. Les *interosseux palmaires* resserrent la voûte donc augmentent l'enroulement, fléchissent la première phalange et

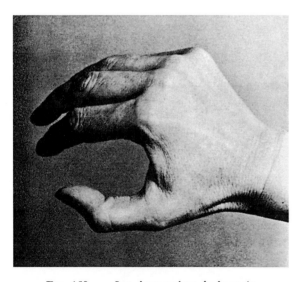

FIG. 158. — *Les deux voûtes de la main.*

rapprochent les doigts. Les *interosseux dorsaux* desserrent la voûte, ramènent toutes les têtes de métas sur le même plan, ce qui correspond, après

l'enroulement, au redressement; ils diminuent la flexion de la première phalange et écartent les doigts. Mais ils restent dans la *course de flexion* depuis la position d'enroulement par les palmaires jusqu'à la position « main à plat ». Ils travaillent

donc *avec* les extenseurs, mais à partir du moment où ils sont au bout de leur course, main à plat, ils *s'opposent* aux extenseurs et ainsi main-

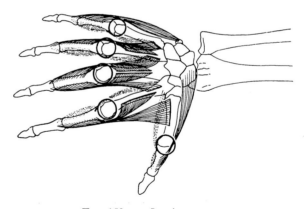

FIG. 159. — *Les interosseux soutiennent la voûte de la main.*

tiennent constante la voûte de la main (fig. 160, 161, 162, 163 et 164).

c) **Cubitaux.** — Nous avons vu, avec le bras, que la tension des interosseux était consécutive à la traction des muscles longs du pouce sur le premier méta et des cubitaux sur le cinquième (fig. 165). Il nous faut préciser le travail de ceux-ci.

Nous avons vu que *les muscles du pouce mettaient les cubitaux sous tension* par la forme oblique de l'articulation : la main étant spontanément en inclinaison cubitale, les muscles cubitaux sont étirés par ceux qui entraînent la main en inclinaison radiale. D'autre part, lorsque se tend le coude au moment où il arrive à la rectitude, le cubitus tourne en pronation ce qui entraîne un déplacement des tendons des cubitaux : le cubital postérieur devient plus dorsal donc moins abducteur et plus extenseur, pendant que le cubital antérieur devient plus latéral, moins fléchisseur

(il ne peut d'ailleurs pas fléchir puisque le cubital postérieur étend) il devient abducteur. Dans cette action il est relayé sur le pisiforme par l'abducteur du cinquième qui prolonge exactement son travail et porte le cinquième doigt en abduction-flexion.

Au maximum de la contraction les métas forment avec l'avant-bras un angle d'environ 110°, les doigts tendus sont à angle droit sur les métas.

Mais si ce mouvement de pronation du cubitus

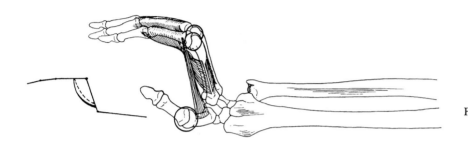

a

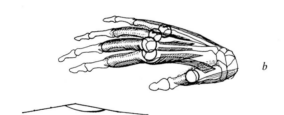

b

FIG. 160. — *Les interosseux palmaires et dorsaux sont tous les deux situés dans la course de flexion, ils l'augmentent ou la diminuent.*

a) action interosseux palmaires; *b*) action interosseux dorsaux.

FIG. 161. — *Interosseux palmaires, voûte structurée, doigts rapprochés.*

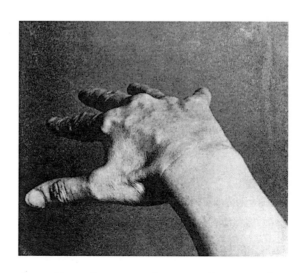

FIG. 162. — *Interosseux dorsaux, voûte structurée, doigts écartés.*

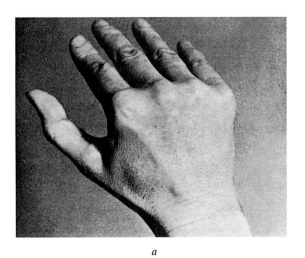

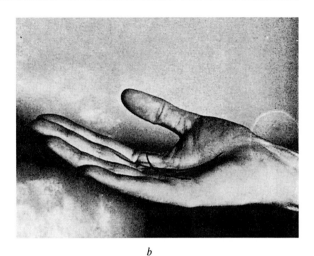

a

b

FIG. 163. — *Action simultanée des interosseux palmaires et dorsaux, doigts légèrement écartés.*

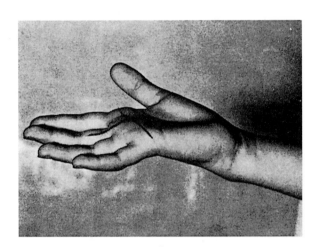

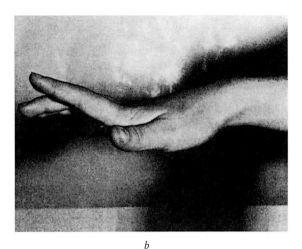

a

b

FIG. 164. — *Insuffisance de travail des interosseux.*

n'a lieu qu'au bout de l'extension du coude, comment travaillent alors les cubitaux lorsque celui-ci est fléchi ?

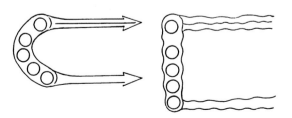

FIG. 165. — *Le travail des interosseux formant la voûte n'est possible que sous la traction des muscles longs du pouce et des cubitaux.*

d) **Extrémité inférieure du radius.** — Lorsque le coude est fléchi le mouvement est le résultat de la pronation du radius. En effet cette mécanique est à considérer avec beaucoup d'attention par ceux qui s'intéressent à la précision du mouvement de la main, ou aux hémiplégiques en particulier.

Les muscles longs du pouce traversent obliquement l'extrémité inférieure du radius sur sa face dorsale sans s'y insérer. Ils vont jusqu'au premier méta qu'ils redressent en abduction-extension (flexion dorsale). La base du premier méta est donc tirée en arrière et dirigée vers le cubitus; l'extrémité renflée du radius est *repoussée en avant* en pronation par les tendons des trois muscles longs du pouce (fig. 166 et 167). Ce mouvement en dedans du poignet et en dehors de la main fait du cubital postérieur un extenseur et du cubital antérieur un abducteur.

ment sur l'extrémité de l'avant-bras elle doit être soulevée par la tête cubitale et oblique vers la table du côté radial. Ceci indique la qualité de l'état de tension en rotation externe de la main.

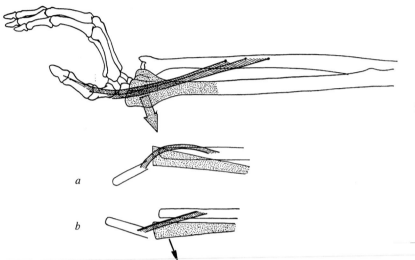

a

b

FIG. 166. — *La traction des muscles longs du pouce donne une poussée sur la tête radiale. Déroulement du mouvement de la flexion palmaire* (a) *au redressement* (b).

Dans tous les cas de coordination correcte (fig. 168), lorsque l'on observe un poignet au repos, le plan de l'extrémité inférieure du radius ne doit pas apparaître, seule la tête cubitale doit être saillante sur l'horizontale du poignet. Lorsque la main est au repos, à plat sur la table, une règle placée sur la base des métas doit être oblique vers la table du côté du cinquième; posée parallèle-

C'est en conservant ce même rapport que radius et main tournent en supination, celle-ci ayant lieu au coude.

e) **Anneau palmaire** (fig. 169 et 170). — Pour être possible, l'action des muscles longs du pouce, et des cubitaux, doit s'inscrire dans un système propre à la main, ils doivent y trouver leur antagonisme. En effet l'éminence thénar équilibre les muscles longs du pouce et l'hypothénar équilibre les cubitaux pour donner sa structure à la main en forme d'anneau palmaire. Regardons la paume de la main, sa structure mécanique est circulaire, formée des éminences thénar et hypothénar et des têtes de métas. Lorsque l'anneau se resserre la main se ferme, la voûte s'enroule, lorsqu'il augmente son diamètre la main s'étend. L'anneau palmaire doit son mouvement et sa tension aux muscles longs, du premier et du cinquième métas, auxquels il s'oppose.

Cet anneau délimite le périmètre de la sphère qu'est la main, c'est en s'appuyant sur lui que la main pourra prendre toutes les formes partant d'un volume sphérique. C'est d'une manière embryonnaire le processus du mouvement du tronc; il y manque la complexité d'une double organisa-

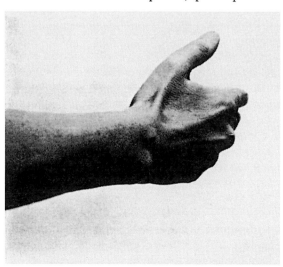

FIG. 167. — *Muscles longs du pouce.*

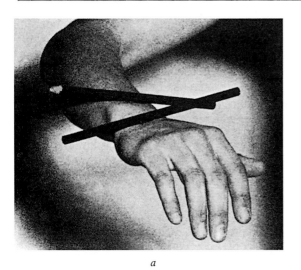

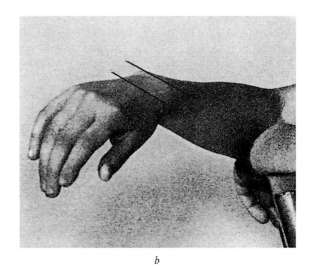

a

b

FIG. 168. — a) Action des muscles longs du pouce sur la tête radiale;
b) Absence d'action des muscles sur la tête radiale.

tion droite-gauche, mais celle-ci est partiellement reproduite par les deux mains agissant ensemble.

Lorsque l'anneau palmaire se resserre fortement, toutes les têtes des métas se placent sur le même plan. Pour cela le pouce avance pendant que les autres doigts reculent, toutes les pointes de doigts sont au même niveau. C'est la base de l'opposition (fig. 171).

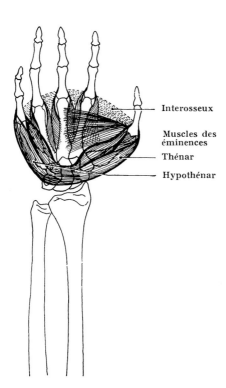

Interosseux

Muscles des éminences

Thénar

Hypothénar

FIG. 169. — Anneau palmaire.

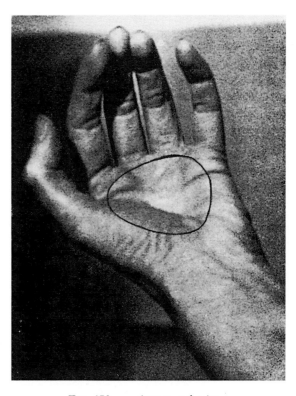

FIG. 170. — Anneau palmaire.

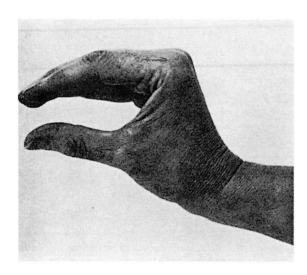

FIG. 171. — *L'anneau palmaire*
amène l'extrémité du pouce au niveau des autres doigts.

maire où ils sont étirés, diminuant d'autant la longueur des tendons, ce qui fléchit les doigts. Lorsque le poignet, au contraire, amorce une flexion palmaire, alignant la main sur l'avant-bras, ce sont les extenseurs qui sont étirés sur la face dorsale; de plus ils se réfléchissent sur la voûte et ainsi raccourcis, ils étendent les doigts (fig. 173 et 174).

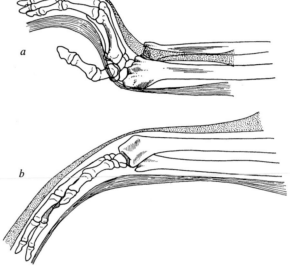

FIG. 172. — *a) L'étirement des fléchisseurs à la face pal-maire du poignet redressé fléchit les doigts; b) L'étire-ment des extenseurs sur la face dorsale du poignet étendu redresse les doigts.*

2° **Dynamique**

a) **Flexion-extension des doigts** (fig. 172). — La flexion-extension des doigts est liée à la flexion-extension du poignet. En effet les muscles qui l'organisent étant à l'avant-bras, leurs tendons vont se réfléchir sur le poignet et la voûte avant d'agir sur les doigts.

Ainsi, lorsque le poignet est redressé (flexion dorsale), les fléchisseurs contournent sa face pal-

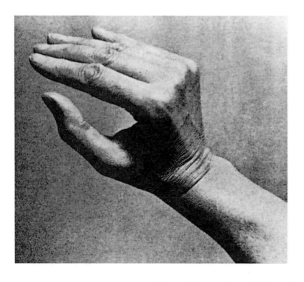

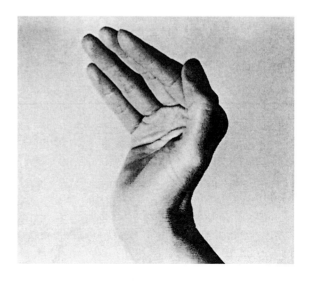

FIG. 173. — *Angulation simultanée du poignet et des doigts.*

Cette phase de la flexion-extension des doigts est due aux muscles du poignet, donc au système épaule-main; il faut donc souligner l'aspect puissant de cette flexion-extension.

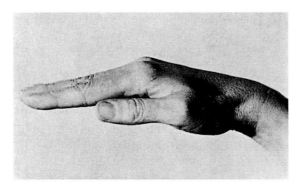

FIG. 174. — *Alignement simultané du poignet et des doigts.*

Nous avons vu un autre aspect de force de la flexion-extension, *la structure en voûte de la main.* Elle dépend aussi du rapport épaule-main et par les interosseux fléchit la première phalange. Les interosseux ont deux mouvements simultanés : ils assemblent les têtes des métas et les enroulent, ils fléchissent et étendent la première phalange. Tous les éléments de force sont en relation avec l'épaule.

Le travail *propre* des fléchisseurs-extenseurs des doigts est le *mouvement fin des dernières phalanges.* Ce mouvement est encore modulé par chacun des muscles des éminences et par la tension de l'anneau palmaire.

b) **Prono-supination.** — Elle entraîne une torsion de l'anneau palmaire, résultant du mouvement *inverse* du premier et du cinquième métas (fig. 175 et 176). La main étant tendue en voûte, les muscles longs du pouce l'écartent en extension en direction de leur insertion cubitale; ils entraînent le travail du long supinateur et le radius se retourne en supination. Le travail du premier méta augmente la tension au niveau du cinquième donc du cubital postérieur qui redresse le poignet et du cubital antérieur qui accentue son mouvement au niveau de l'abducteur-fléchisseur du cinquième; ceci referme les angles du bord cubital

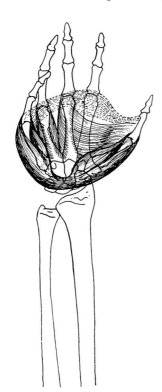

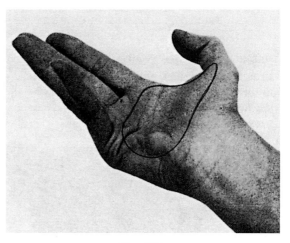

FIG. 176.

FIG. 175. — *Torsion : la traction des muscles longs sur le pouce entraîne une torsion de l'anneau palmaire qui est le début de la supination.*

FIG. 176. — *Torsion de l'anneau palmaire.*

FIG. 175.

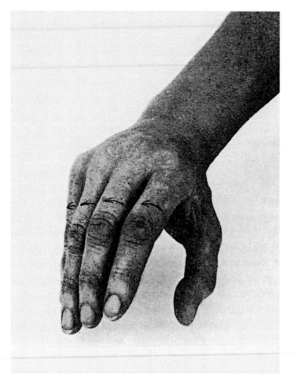

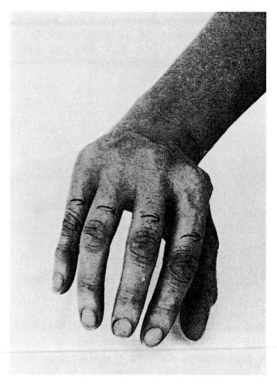

a   *b*

FIG. 177. — *Les doigts ont un mouvement de rotation propre dû aux interosseux ce qui nuance l'opposition.*

dans le sens de la flexion pendant que le pouce se retourne en extension, entraînant la supination. La torsion de l'anneau palmaire est le résultat de ces deux mouvements, flexion du cinquième méta, extension du premier.

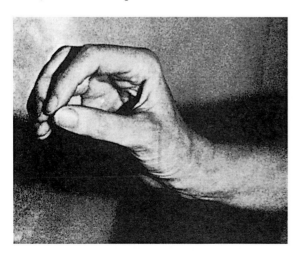

FIG. 178. — *Opposition.*

Si au lieu de retourner la main en supination, nous utilisons le mécanisme de torsion de l'anneau palmaire, interosseux et muscles des éminences donnent aux doigts un mouvement rotatoire correspondant au mouvement de vissage. Il est orienté en dedans si la tension prédomine au pouce, en dehors si elle prédomine au cinquième (fig. 177).

c) **Opposition** (fig. 178). — Elle associe dans un seul mouvement la flexion organisée par les muscles en relation avec l'épaule, la flexion propre des doigts et la supination.

Nous avons vu que la structure de la main en voûte donnait une base à la flexion des doigts en amenant l'extrémité du pouce au même niveau que les bouts des doigts, or le pouce est implanté perpendiculairement aux doigts et la flexion simple fait donc se plier le pouce dans le creux de la main.

Si nous y associons le vissage construit sur la supination, le pouce ne se replie pas sous les doigts mais vient se placer en face de l'un ou l'autre tournant vers le dedans ou vers le dehors.

Cette synthèse qu'est l'opposition permet les mouvements les plus fins et les plus complexes. Elle est à la base de l'écriture. Celle-ci mériterait une description plus détaillée, mais il est intéressant de voir que la forme des lettres est liée au mouvement fin de la main alors que le déroulement sur une ligne est lié au mouvement de l'épaule. Nous voyons combien, dans un geste aussi nuancé, la relation épaule-main reste constante et nécessite un mouvement homogène.

III. — MOUVEMENT GLOBAL
DES TROIS UNITÉS DE COORDINATION : LA PRÉHENSION

1° *Position de coordination*

FLEXION

Omoplate. — Emboîtement, clavicule horizontale.

Bras. — Humérus horizontal orienté en avant, en légère abduction, en rotation interne, le pli du coude est vertical; coude ouvert à 135° (ou tendu). La main : pouce écarté, la tête du premier méta apparente et muscles de la tabatière saillants, poignet redressé.

Main. — Tension entre les premier et cinquième métas.
— Tête du premier méta saillante.
— La main forme une hémisphère avec la voûte dont les têtes de métas sont apparentes; doigts tendus, légèrement écartés.

2° *Muscles conducteurs du mouvement*

FLEXION DU MEMBRE SUPÉRIEUR

Omoplate. — En relation *avec le thorax :*
— petit pectoral, sous-clavier;
— troisième faisceau du grand dentelé;
— trapèze inférieur.
— En relation *avec l'humérus :*
— sous-épineux;
— sous-scapulaire;
— deltoïde antérieur.

Bras. — En relation *avec l'omoplate :*
— long biceps.
— En relation *avec le tronc :*
— grand pectoral.
— Au *coude,* lorsqu'il est fléchi :
— biceps;
— long supinateur.
— *Coude,* lorsqu'il est tendu :
— vastes (triceps), ancôné;
— rond pronateur.
— En relation *avec la main :*
— long abducteur du pouce;
— long et court extenseurs du pouce;
— cubital antérieur abducteur du cinquième;
— cubital postérieur.

Main. — Premier méta :
— éminence thénar.
— Cinquième méta :
— éminence hypothénar.
— Relation premier-cinquième métas : *voûtes :*
— interosseux palmaires et lombricaux.
— Doigts :
— fléchisseurs profond et superficiel des doigts.

EXTENSION DU MEMBRE SUPÉRIEUR

Omoplate. — En relation *avec le thorax :*
— trapèze supérieur;
— sterno-cléido-mastoïdien.

— En relation *avec l'humérus :*
  — sus-épineux;
  — petit rond;
  — deltoïde postérieur.

Bras. — En relation *avec l'omoplate :*
— long triceps.

— En relation *avec le tronc :*
  — grand dorsal.

— Au coude :
  — triceps ancôné.

— En relation *avec la main :*
  — long abducteur du pouce;
  — long et court extenseurs du pouce;
  — cubital postérieur;
  — cubital antérieur-abducteur du cinquième.

Main. — Premier méta :
  — éminence thénar.

— Cinquième méta :
  — éminence hypothénar.

— Voûte :
  — interosseux dorsaux.

— Doigts :
  — extenseurs des doigts.

3° *Mouvement du membre supérieur dans l'espace*

a) ∞ **de la coordination de l'omoplate.** — Nous observons le mouvement de l'omoplate au niveau de la glène. Celle-ci se rapproche de l'axe du corps lorsqu'elle se soulève en avant en direction du visage et s'en éloigne en s'écartant sur le côté, légèrement vers l'arrière.

Aussi le plan sur lequel la glène va dessiner le ∞ de la coordination vient se placer comme une épaulette, courbée obliquement sur le thorax, vers le visage. Ce mouvement dessine deux boucles, l'une en haut (en avant et vers le dedans) la plus grande, vient joindre le coin de la lèvre lorsque le sujet tourne la tête, l'autre en bas, en arrière et vers le dehors, très petite, est entièrement contenue dans le temps d'emboîtement de l'omoplate. Sa grandeur est due à l'intensité de la contraction des muscles lorsqu'ils emboîtent l'omoplate au maximum.

C'est entre cette position et l'élévation au coin de la lèvre que se situent l'aller et le retour du mouvement.

Mais étant assurés par des groupes de muscles différents, ces mouvements se croisent au premier temps de la phase d'emboîtement. Si nous n'avons pas l'occasion dans la vie courante d'utiliser dans toute sa course le ∞ de la coordination, c'est que nous ne faisons pas succéder le puissant emboîtement à l'élévation de l'épaule vers le visage.

Partant de la position de repos, l'épaule va suivre le bord extérieur de la boucle pour s'élever et se porter en dedans vers la bouche puis, parcourant le bord interne le long de la joue, elle va descendre ensuite en revenant vers le dehors et arriver au croisement des boucles.

Celui-ci correspond au moment où l'emboîtement de la glène provoque la rotation interne abduction du bras (c'est la position de coordination); l'épaule continue ensuite son mouvement vers le dehors jusqu'au point extrême d'emboîtement. Le retour se fera vers le dedans, le mouvement passera à nouveau par le croisement de la position de coordination avant de retrouver son point de repos d'où il était parti sur la grande boucle et il pourra se continuer perpétuellement.

Le mouvement de l'omoplate est très ample, le bras n'a pas besoin de point d'appui. Dans la course de sa boucle supérieure en avant, l'omoplate l'entraîne dans des mouvements lancés imprécis. Dès qu'elle joue son rôle dans la coordination, elle donne appui au bras.

Le mouvement fort, celui de la rotation interne du bras vers la flexion, se fait sur la boucle inférieure d'emboîtement, le retour du mouvement du bras vers l'extension se fait sur la grande boucle.

b) ∞ **de la coordination de l'épaule.** — Le mouvement de la tête humérale fait se déplacer le coude. C'est lui qui trace des formes dans l'espace.

Le bras évolue autour du tronc, ainsi l'humérus est une sorte de rayon, et le coude va tracer des figures à une distance toujours égale de l'épaule. Ces lignes s'inscrivent sur une surface courbe qui depuis le côté du thorax s'étale jusque devant le visage.

Le mouvement de la coordination y décrit une

forme très définie, un ∞ dont les deux boucles sont inégales. La grande boucle s'inscrit dans l'espace depuis le côté du thorax jusque devant le visage, la petite boucle se déroule entièrement devant le visage.

Au mouvement aller, c'est en tournant en dedans que le coude s'écarte et s'élève jusque devant le visage et, pour le retour, il se retourne en dehors et cette rotation lui fait suivre un autre trajet; en s'abaissant il se rapproche du tronc.

Ces deux courbes se croisent et ceci au moment où l'humérus est horizontal en avant. Pour faciliter l'observation gardons le coude fléchi à angle droit.

Le mouvement commence par l'emboîtement de l'omoplate qui déclenche une rotation interne-abduction de l'humérus. Le coude commence son trajet aller sur la grande boucle, il s'écarte latéralement et s'élève vers l'avant jusqu'à l'horizontale, il se place devant le visage. L'humérus forme avec l'épine de l'omoplate un angle proche de l'angle droit. La rotation interne de l'humérus observée au pli du coude amène la main au niveau de l'appendice xiphoïde.

Le coude va aborder la courbe de la petite boucle en continuant son mouvement en dedans devant le visage.

La courbe de la petite boucle est due au retour du mouvement, la rotation s'inverse; la rotation externe s'observe au niveau de la main qui s'élève au-dessus de la tête. Lorsqu'elle arrive en haut, le coude a décrit la petite boucle, il est à nouveau horizontal, mais le pli du coude, au lieu de regarder vers l'appendice xiphoïde, regarde vers le haut. C'est là que les deux boucles se croisent.

Le coude reprend son trajet sur la grande boucle pour la fermer, il se laisse glisser verticalement pour descendre contre le thorax jusqu'au moment où, retrouvant son point de départ, la tête humérale tourne à nouveau en dedans et le coude s'écarte en abduction et remonte en avant tout le long de la grande boucle et le mouvement se déroule ainsi sans fin.

c) ∞ **de la coordination de la main.** — C'est tout le volume de la main qui se déplace dans l'espace en dessinant le ∞ de la coordination. Il se déroule autour du poignet qu'il entraîne en prono-supination, les têtes des premier et cin-

quième métas ne se retournent pas comme pour le mouvement de marionnettes mais elles glissent sur la courbe qu'elles dessinent. Ce sont chacune des têtes de métas placées en voûte qui dessinent le ∞, et l'ensemble du ∞ de la main que nous observons va être dirigé par le pouce (tête méta) pour la boucle intérieure, le cinquième (tête méta) pour la boucle extérieure.

La main se retourne en supination avec le pouce et revient en pronation avec le cinquième. Ces deux mouvements se croisent lorsque le poignet est en position intermédiaire. Partant de la pronation le pouce tire la main en inclinaison radiale puis redresse le poignet pour commencer la supination qui se termine après avoir décrit une courbe convexe vers le haut. Arrivée au bout de la tension musculaire, la tête du cinquième va reprendre le mouvement et retourner la main en pronation en décrivant à son tour une courbe convexe vers le bas, mais ce mouvement entraîne une légère inclinaison cubitale que le pouce reprend dès que se termine la pronation pour ramener la main en inclinaison radiale et ainsi recommence le mouvement de la boucle du pouce.

Ce sont les inclinaisons radiale et cubitale qui font glisser la prono-supination sur le mouvement en ∞ dans l'espace.

Elles entraînent facilement un mouvement de flexion-extension du coude qui augmente comme le ferait un pantographe de toute la longueur de l'avant-bras le tracé du ∞.

d) ∞ **de la coordination du membre supérieur.** — Il associe les ∞ de l'omoplate, du bras et de la main.

Le ∞ de l'omoplate est réduit dans son amplitude à cause de son rôle d'appui. Celui de la main est augmenté par le mouvement du coude. Celui du bras peut augmenter l'ampleur de sa courbe en arrière vers l'extension.

Le mouvement coordonné de l'ensemble du membre décrit un long ∞ proche de l'horizontale, c'est le mouvement du chef d'orchestre. L'omoplate s'emboîte pendant que le coude s'élève en rotation interne-abduction et que le pouce tire la main en inclinaison radiale fléchissant le coude. La supination, retournant la main, entraîne le coude en extension, la grande boucle du ∞ au lieu de se former contre le thorax s'élargit en dehors puis le mouvement reprend vers le dedans indéfiniment dans des rapports de courbures plus ou moins amples de la main, de l'épaule, de l'omoplate. En effet, en dehors de ce modèle type, le mouvement de chef d'orchestre, toutes les variétés de rapports sont possibles en augmentant ou en diminuant la dimension de l'une ou l'autre des boucles de chacun des ∞.

IV. — EXAMEN CLINIQUE
DE LA COORDINATION DU MEMBRE SUPÉRIEUR

A. — OBSERVATION DU MEMBRE

COORDONNÉ. — Lorsque le sujet est debout, le bras est souple le long du corps, il n'est pas complètement tendu, le coude forme un angle d'environ 170°.

Vu de face :

— L'épaule est basse, éloignée de l'axe du corps. Le trapèze supérieur fait avec le cou une courbe ouverte, harmonieuse.

— Le deltoïde antérieur est saillant, bien dessiné.

— Le volume de la tête humérale n'apparaît pas en avant sous le deltoïde.

— Les reliefs musculaires sont dessinés.

— Le pli du coude regarde obliquement en dedans et en avant, son axe transversal est tangent aux dernières côtes.

— La paume de la main est contre la cuisse, sur la face antéro-externe. L'ensemble de la main est donc légèrement en avant.

— L'axe transversal du poignet est perpendiculaire à l'axe du bras.

— La main est en prolongement du bras, l'axe du troisième méta prolonge l'axe du bras.

— La main est légèrement fléchie, la voûte est formée, les têtes des métas sont saillantes, en particulier celle du premier qui est largement écartée de celle du deuxième.

MAL COORDONNÉ. — L'épaule est surélevée par le trapèze supérieur et se rapproche ainsi de l'axe du corps. Le trapèze supérieur est contracté en corde.

— Le volume de la tête humérale est saillant sous le deltoïde antérieur distendu.

— Le pli du coude regarde en avant et en dehors.

— La main regarde en arrière, elle est orientée vers la flexion palmaire. La base du radius est proéminente. Il existe souvent une inclinaison cubitale.

— La main est en pronation, elle pend au bout du bras.

— La voûte n'est pas formée. Les têtes des métas ne sont pas apparentes.

B. — OBSERVATION DU MOUVEMENT

1° ∞ de l'omoplate. — COORDONNÉ. — L'épaule se porte en haut, en avant et en dedans pour venir au contact du coin des lèvres (contact au niveau du deltoïde antérieur) puis elle glisse contre la joue et reprend sa place en bas et en dehors pour s'emboîter sur le thorax. Glissant ainsi sur le thorax, vers le bas, la pointe de l'omoplate se rapproche du rachis jusqu'à ce que le bord spinal lui soit parallèle.

MAL COORDONNÉ. — Le sujet prend contact avec le bras et non l'épaule. La tension du trapèze l'empêche de venir en avant. L'épaule est surélevée mais en arrière. Elle ne fait pas un mouvement latéral d'écartement pour se replacer.

CONTROLE MANUEL. — Prendre l'épaule au niveau de l'acromion et de la tête humérale et lui faire décrire le ∞ de l'omoplate.

2° Emboîter l'omoplate en levant le bras.

— COORDONNÉ. — Emboîter les deux omoplates et, simultanément, tendre la nuque et écarter les deux coudes en abduction légèrement vers l'avant. Ces trois aspects du mouvement doivent se déclencher en même temps. Les omoplates s'emboîtent en s'écartant latéralement. L'extrémité de l'acromion doit déterminer un creux entre les saillies du deltoïde. Le trapèze supérieur est long et souple.

MAL COORDONNÉ. — L'omoplate s'élève. La tête humérale fait saillie sous le deltoïde antérieur ne permettant pas le creux de l'acromion. Le cou est court, la tête enfoncée entre les épaules.

CONTROLE MANUEL. — L'omoplate s'abaisse facilement lorsque l'on pousse l'épaule dans le sens du petit pectoral donc, en dehors (étirement du trapèze supérieur) et vers la pointe du sternum (petit pectoral). L'épaule étant maintenue dans cette position, si on élève l'humérus en le faisant tourner en rotation interne, il s'aligne en prolongement du bord externe de l'omoplate, sans en être empêché par le grand rond.

3° Départ de la flexion, en rotation interne-abduction.

— COORDONNÉ. — Une contraction brusque de la rotation interne de l'épaule entraîne le coude en abduction. Ce départ du mouvement est perpendiculaire au tronc, puis il s'oriente très vite en avant.

Il faut observer : l'aspect du mouvement, un déclenchement brusque, et la rotation interne.

MAL COORDONNÉ. — L'humérus s'élève obliquement en avant, la rotation interne n'est pas très marquée ou inexistante.

Le rythme du mouvement est une contraction progressive et non un déclenchement.

4° Flexion du bras. « Regarder l'heure à sa montre ».

— COORDONNÉ. — Demander au sujet une rotation interne abduction-flexion de l'épaule, associée à une tension par la mise en voûte de la main en lui montrant ce mouvement tout en plaçant le dessus du poignet devant le regard, comme pour regarder l'heure à sa montre.

Observer l'emboîtement de l'omoplate, le mouvement du bras, l'état de tension au niveau du premier méta.

MAL COORDONNÉ. — Pas de fixation de l'omoplate qui s'élève ou vient en avant, le coude reste proche du corps, l'axe transversal du poignet horizontal, le poignet en flexion palmaire, voire même la main en inclinaison cubitale et la tête du premier méta non saillante.

CONTROLE MANUEL. — Maintenir l'omoplate en position d'emboîtement et empaumer le coude pour lui faire décrire le mouvement de flexion en observant en particulier le départ du mouvement (exercice 3) et son arrivée, avec la rotation interne de la tête humérale. Celle-ci doit complètement s'effacer sous la pression des doigts.

5° Tension bras tendu.

— COORDONNÉ. — Tendre le bras horizontalement devant soi, le pli du coude regarde en dedans obliquement vers le bas. Opposer à cette rotation interne la supination de la main organisée à partir du pouce avec redressement du poignet sur l'avant-bras, le coude doit rester complètement tendu, la main doit être en voûte et guidée par le pouce.

MAL COORDONNÉ. — L'épaule ne se place pas en rotation interne, le pli du coude regarde plus ou moins vers le haut, habituellement le coude se place en valgum, il n'est pas complètement tendu. La main ne se place pas en condition de tension. Il n'y a pas d'opposition entre la rotation interne de l'épaule et externe de la main. Le bras reste mou, sans tension.

CONTROLE MANUEL. — Le coude doit résister à la flexion, le poignet est bloqué de même que le pouce. Le bras est dur, tous les muscles sont contractés. Il n'y a pas de valgum.

6° Direction du mouvement de la main par le pouce, abduction-extension du premier méta.

— COORDONNÉ. — Poser l'avant-bras et la main sur une table, en appui par le bord cubital. L'axe transversal du poignet faisant un angle de 45° environ, le radius étant donc complètement décollé de la table.

Faire l'abduction-extension du premier méta plusieurs fois dans un mouvement rythmé.

Refaire ensuite le même exercice sans appui du bras.

Le pouce doit guider le mouvement, les extenseurs saillants, le poignet se redresse et la peau se plisse sur la base du radius. Toutes les têtes de métas sont saillantes, formant la voûte, les doigts légèrement fléchis. L'avant-bras est immobile.

Si le pouce ne parvient pas à guider le mouvement, essayer de placer la face palmaire du bras sur la table en maintenant avec l'autre main l'appui du bord radial; dans cette position faire une supination guidée par le pouce avec le poignet redressé.

Contrôler la face dorsale du radius qui doit être nettement au-dessous de la tête cubitale par rapport à l'horizontale.

MAL COORDONNÉ. — Le pouce ne tire pas la main. Le poignet fait une extension guidée par les doigts (surtout le deuxième méta) le mouvement est donc une flexion-extension des doigts ou un genre d'abduction-adduction guidée par le bord cubital ou par les palmaires cubitaux. La main se place facilement en flexion palmaire, la base du radius est saillante. Lorsque la face palmaire est à plat, le radius est sur le même plan horizontal que la tête du cubitus.

CONTROLE MANUEL. — Suivre le mouvement en maintenant très légèrement la tête du premier méta. Toute la force doit se porter sur le pouce pour guider le déplacement. Le mouvement doit être facile et la succession de plusieurs mouvements doit adopter spontanément un rythme.

7° *Voûte et anneau palmaire.* — COORDONNÉ.

— L'abduction-extension du premier méta provoque la contraction des cubitaux mettant au travail les interosseux. Les têtes de métas sont saillantes, écartées les unes des autres, les premiers métas légèrement fléchis, doigts raides, légèrement écartés. L'augmentation des contractions provoque un redressement du poignet.

Si l'on retourne la main, on peut observer l'anneau palmaire; l'image formée par les éminences thénar et hypothénar entre la tête des premier et cinquième métas est exactement symétrique de la ligne formée par les têtes de métas. La main est sous tension.

MAL COORDONNÉ. — Les têtes de métas n'apparaissent pas, les doigts restent fléchis ou en extension complète.

L'anneau palmaire n'apparaît pas, et même si le dos de la main présente des têtes de métas saillantes elles ne sont pas placées en courbe : deuxième, troisième, quatrième et cinquième sont alignés faisant entre les articulations des doigts et les lignes de la main un bourrelet horizontal, alors que le pouce s'écarte sur le côté, en abduction.

CONTRÔLE MANUEL. — Au palper les interosseux sont charnus et si l'on essaie de rapprocher les têtes de métas (entre 2e et 5e) il y a une résistance. Si l'on essaie de redresser les doigts en prenant appui à la dernière phalange, il y a une résistance, les contractions se renforcent.

8° *Opposition première et deuxième.* — COORDONNÉ.

— Former la voûte et demander une forte tension. Si l'on essaie de rapprocher les têtes du premier et du deuxième métas, une résistance relativement puissante est possible.

MAL COORDONNÉ — CONTRÔLE MANUEL. — Pas de résistance, premier et cinquième métas se rapprochent.

9° *Abduction du 5e doigt.* — COORDONNÉ.

— Placer la main en voûte en formant entre les métas et les doigts un angle droit. Poignet redressé. Faire des mouvements successifs d'abduction du 5e doigt sans le porter en extension.

MAL COORDONNÉ. — Le cinquième doigt se redresse en extension.

10° *Flexion-extension des doigts.* — COORDONNÉ.

— Former la voûte, mais au lieu de tenir les doigts raides, les fléchir et les faire tourner souplement en décrivant des petits cercles avec la dernière phalange.

Associer à ce mouvement la flexion extension du poignet.

MAL COORDONNÉ. — Le mouvement des doigts détruit la voûte.

11° *Opposition des doigts.* — COORDONNÉ.

— Former la voûte et opposer successivement la dernière phalange du pouce à celle des autres doigts par les pointes.

MAL COORDONNÉ. — Le pouce se présente sur le bord latéral du doigt et non à la pointe.

12° Le ∞ de l'épaule. — COORDONNÉ. — Décrire le ∞ de l'épaule en observant particulièrement l'emboîtement de l'omoplate, le départ du mouvement de l'humérus en rotation interne abduction et l'arrivée de la flexion en rotation interne complète.

MAL COORDONNÉ. — Le bras s'élève obliquement en avant, la tête humérale ne s'emboîte pas complètement à la flexion, l'humérus n'est pas horizontal, ou bien le mouvement ne décrit pas un ∞ mais un va-et-vient.

CONTRÔLE MANUEL. — Maintenir l'omoplate, empaumer le coude et faire le mouvement passivement. On ne sent aucune opposition musculaire ni limitation articulaire. Essayer aussi de guider simplement le sujet en plaçant le bout de l'index sur l'olécrâne et en décrivant avec lui l'image du ∞.

13° Le ∞ de la main. — COORDONNÉ. — Décrire le ∞ de la main en guidant chaque boucle avec le pouce puis le 5e et ainsi de suite.

MAL COORDONNÉ. — Observer les défauts dans la mécanique.

CONTRÔLE MANUEL. — Prendre la main du sujet et faire le mouvement passivement. Sentir s'il n'y a pas de tensions musculaires anormales ou de blocages articulaires.
Ou décrire seulement la forme dans l'espace et sentir alors le sujet coordonner lui-même son mouvement.

14° Le ∞ du bras. — COORDONNÉ. — Associer épaule et main en faisant le mouvement du chef d'orchestre. Observer l'harmonie et le caractère du mouvement.

MAL COORDONNÉ. — Observer les défauts mécaniques du mouvement.

CONTRÔLE MANUEL. — En se plaçant derrière l'enfant, prendre ses mains par le dos de la main en intercalant les doigts dans les siens et faire le mouvement avec lui.

15° Manivelle. — COORDONNÉ. — Décrire un cercle sur le plan sagittal, verticalement devant soi et observer :

— la fixation de l'omoplate;
— la mécanique en rotation interne de l'épaule et légère supination de la main;
— si le rapport fléchisseurs-extenseurs est correct;
— faire le mouvement :
  — vers l'avant,
  — en sens inverse,
  — augmenter et diminuer le diamètre du cercle,
  — les deux mains réciproquement,
  — les deux mains simultanément.

Observer encore :

— l'orientation du mouvement;
— la forme du cercle et sa dimension;
— le rythme;
— la régularité du rythme et la constance de la position dans l'espace;
— le rôle de direction de la main pour conduire le mouvement.

MAL COORDONNÉ. — Pas de tension, la main ne conduit pas le mouvement;

— elle est en inclinaison palmaire, pouce serré;
— c'est une flexion extension du coude;
— ce n'est pas un véritable mouvement circulaire, mais le bras est lancé en avant puis rappelé en arrière par les extenseurs;
— l'épaule reste en rotation externe;
— le mouvement dévie tout de suite sur le plan frontal ou horizontal;
— l'omoplate n'est pas fixée, tout le corps se balance;
— le tracé n'est pas un cercle, la taille en est irrégulière, il est situé plus ou moins haut dans l'espace;
— mal rythmé et irrégulièrement;
— l'inversion du sens du mouvement n'est pas possible;
— le mouvement simultané est plus facile alors que ceci est normal pour le mouvement réciproque.

CONTRÔLE MANUEL. — Poser légèrement une main sur la tête humérale, puis sur les pectoraux et sentir les différentes tractions musculaires :

— se placer derrière le sujet, prendre sa main et faire le mouvement avec lui. Observer le travail musculaire;

— se placer devant le sujet et prendre légèrement sa main et guider le mouvement dans l'espace en le laissant le coordonner lui-même.

16° Tonus musculaire. — Faire les manœuvres décrites par le Pr. Tardieu dans les feuillets des IMC.

17° Laxité. — Manœuvres d'observation de laxité articulaire employées pour les examens neurologiques.

18° Syncinésies. — Marionnettes, etc.

CHAPITRE V

ÉQUILIBRE DU CORPS

I. — CONSTITUTION DE L'ÉQUILIBRE DU CORPS

1° *Le corps, volume dynamique en équilibre*

Sur le plan du mouvement, le corps est un volume homogène, autonome. Il n'est pas formé de plusieurs éléments qui se juxtaposent, muscles, os, articulations, aponévroses, innervation, mais d'un seul qui se différencie. C'est ainsi que le mouvement construit les organes du mouvement et qu'il est construit par eux : l'os a la forme que lui donne le muscle alors que le muscle fait le mouvement donné par la forme de l'os.

Le corps forme ainsi un volume dynamique qui trouve dans sa propre organisation son équilibre. Le caractère de cet équilibre est d'être instable, proche du déséquilibre, c'est celui du fléau d'une balance. Les muscles sont dans un continuel état de tension pour être prêts à une rééquilibration. L'instabilité de cet équilibre entretient l'activité, le mouvement. C'est une stimulation à la vie, à l'évolution. La stabilité de certaines attitudes d'inertie motrice et psycho-motrice accompagne habituellement la débilité alors que la stabilité à « la pointe du fléau » résultant d'une tension et d'une rééquilibration constantes, accompagne l'initiative et l'intelligence, le goût du risque et le progrès.

Il faudra toujours considérer dans le mouve-ment d'un individu les facteurs héréditaires, ce qui constitue son mouvement propre rassemblant les éléments de sa personnalité, la constitution anatomique de son mouvement, et la part d'évolution possible, les facteurs d'éducation.

La maturation de cet équilibre est liée à la dissociation, à la différenciation des mécanismes pour pouvoir construire un équilibre plus complexe, plus fin. Sa qualité sera liée au degré de conscience et de connaissance qu'en a l'individu et à son expérimentation.

L'étude des trois parties constituant le corps : tronc, membre inférieur, membre supérieur, nous ayant fourni les éléments de connaissance de leurs mécanismes propres en fonction du principe qui les sous-tend, nous allons maintenant les associer dans l'ensemble de l'équilibre du corps.

Si nous abordons l'aspect global de l'étude du corps à travers le facteur « équilibre » c'est parce qu'il rassemble toutes les données qui sont à la base de la coordination : organisation complexe, orientation, tension, unité.

2° *Equilibre à plusieurs composantes*

L'équilibre du corps humain est un équilibre à *plusieurs composantes* qui interfèrent entre elles : équilibre entre os-pesanteur et muscles, et équilibre entre fléchisseurs et extenseurs (fig. 179).

Nous avons étudié jusqu'ici comment s'équilibraient les muscles pour construire les mouvements de torsion propres à la coordination et nous avons, pour chaque observation, tenu compte de la forme particulière des os. Mais nous n'avons

a) **Mouvement squelette pesanteur non équilibré par les muscles.** — Observons le mouvement qu'aurait le squelette sous l'action de la pesanteur s'il n'était pas équilibré par des muscles. Le poids du corps sous la pesanteur accentue le mouvement du squelette, il affaisse les voûtes plantaires ce qui entraîne une bascule du calcanéum en

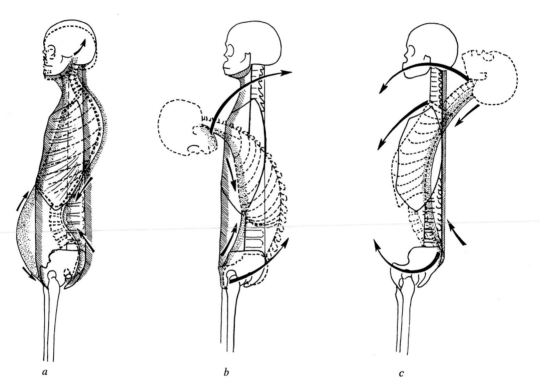

a   *b*   *c*

FIG. 179. — *Système droit : sens des tensions* (correct : hachures).

a) Le déséquilibre consécutif à la pesanteur place certains muscles en condition d'étirement pendant que les insertions de leurs antagonistes sont rapprochées, ils se rétractent. Exemple : abdominaux et spinaux lombaires (pointillé); *b*) l'enroulement (fléchisseurs) (pointillé) sera équilibré par les extenseurs (flèches longues); *c*) l'hyperextension (pointillé) sera équilibrée par les fléchisseurs (flèches longues).

pas observé le squelette globalement dans son jeu avec la pesanteur, ceci intéresse l'ensemble de la statique.

Le mouvement du squelette a une orientation propre, c'est-à-dire que le mouvement des os dépourvus de tension musculaire a un sens spontané, un sens qui lui convient électivement. Si nous le considérons dans la pesanteur, celle-ci accentue ce sens.

Il y a coïncidence entre le sens du mouvement propre au squelette et celui que provoque sur lui la pesanteur.

dedans. Le pied n'amortissant plus le corps, le poids se reporte sur le talon qui tient lieu de pilon. Absence de voûtes, bascule en dedans du calcanéum, poids sur les talons entraînent une position en valgum récurvatum rotation interne du genou. Le condyle interne tourne en dedans sur le plateau tibial ce qui accentue en dedans récurvatum et rotation interne. Ainsi le *corps* du fémur tourne en rotation interne, ce qui mécaniquement provoque une rotation interne de la hanche avec bascule du bassin en avant. Cette bascule ne correspond à aucune des phases du mouvement coordonné. Le bassin basculé en avant déséquilibre le rachis qui se lordose, puis se cyphose pour rééquilibrer sa lordose et ainsi de suite, de différentes manières selon chaque individu jusqu'à la tête qui, à cause de son système d'équilibre labyrinthique ramène toujours le regard à l'horizontale (fig. 180).

un thorax replié n'ont plus d'appui pour l'emboîtement. Elles viennent en avant accentuer l'affaissement du thorax et se décollent en arrière.

La deuxième forme de compensation consécutive à la bascule du bassin en avant est une

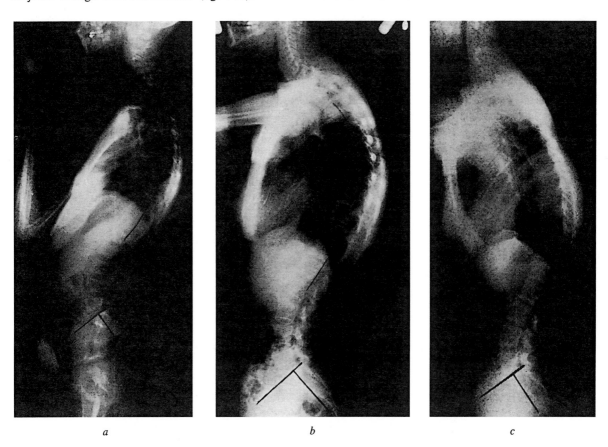

a   b   c

FIG. 180. — *La manière de retrouver un équilibre détérioré est propre à chacun, la bascule du bassin en avant peut être compensée en arrière à différents niveaux.*

Nous pouvons pourtant observer deux formes opposées de compensation à cette bascule du bassin. La première entraîne une lordose lombaire, cyphose dorsale et lordose cervicale. Les ailes iliaques étant basculées en avant, aucune traction des obliques ni du carré des lombes ne peut amener les dernières côtes vers l'arrière, elles se replient en avant, l'angle de Charpy se resserre, le sternum est oblique en avant, les côtes sternales se couchent et le thorax participe à la cyphose dorsale. La colonne cervicale est lordosée, par compensation le menton s'avance. Les omoplates sur

réaction portant sur un court segment de la colonne lombaire, en cyphose qui, elle, sera alors compensée par une lordose dorsale et une cyphose cervicale qui bloquera l'articulation C1 C2 en lordose, donc en extension.

La mécanique des obliques sur le thorax inférieur amène comme dans le premier cas les dernières côtes vers l'avant mais l'extension dorsale s'oppose à l'affaissement du thorax qui s'ouvre en avant, le sternum se soulève, les côtes restent en inspiration. Le thorax ouvert en avant ne permet pas le travail du petit pectoral et l'emboîtement des omoplates. Les épaules sont surélevées, serrées en arrière, suspendues aux trapèzes moyens et nous avons vu que cette mécanique favorisait le blocage de la tête humérale en rotation externe par le grand rond. La coordination du membre supérieur n'est plus correcte.

b) **Equilibration du squelette par les muscles.** — Nous voyons que le sens du mouvement squelette-pesanteur ne répond pas au mouvement coordonné. Comment agissent les muscles ?

Une première forme d'équilibre s'établit par le sens du mouvement des muscles. La musculature est placée dans des conditions de tension telles que pour ne pas céder au sens du squelette, l'organisation des muscles est construite en sens inverse. Squelette et pesanteur participent à la mise sous tension des muscles les uns par rapport aux autres. *L'équilibre n'est pas le résultat d'un travail mais d'un mode d'organisation en sens inverse.*

C'est ainsi que le membre inférieur est coordonné en rotation externe; les muscles des hanches sont rotateurs externes; lorsqu'à la flexion la tête fémorale fait un mouvement de rotation interne cela n'entraîne pas le corps du fémur et le genou reste toujours orienté de face par des tractions en dehors. Ainsi l'action du grand fessier est toujours possible et le bassin est redressé sur une hanche étendue. Le mécanisme du parallélogramme fait participer au même mouvement les muscles antérieurs et postérieurs de la cuisse, ce qui s'oppose au récurvatum. Le valgum est canalisé par la tension du couturier, qui commande les jambiers, d'où bascule du calcanéum en dehors, travail des péroniers et interosseux, les voûtes sont constituées, l'avant-pied peut amortir le poids du corps.

Au niveau du tronc, la mécanique du membre inférieur aboutit à un bassin redressé, et d'autre part le mécanisme du système droit par l'enroulement des fléchisseurs redresse le bassin en rapprochant le coccyx du pubis et le pubis du sternum pendant qu'avec les obliques s'écartent les dernières côtes en arrière et s'ouvre le pourtour inférieur du thorax. Ainsi disparaissent l'un et l'autre des deux mécanismes pathologiques de compensation de la bascule du bassin précédemment décrits.

De même le travail des lignes de flexion de la tête agit sur la colonne cervicale. S'il y a cyphose cervicale, l'abaissement du sternum par les grands droits agit sur les scalènes qui redressent la colonne cervicale, alors que la contraction des muscles hyoïdiens replace la tête et agit sur les deux premières cervicales qu'elle équilibre en flexion. L'ensemble de la colonne cervicale est lordosé, le travail des fléchisseurs équilibre les extenseurs et la colonne se redresse.

L'ensemble de l'axe postérieur qu'est le rachis s'équilibre par l'action de l'axe antérieur (fig. 181).

Le thorax est ouvert, le petit pectoral peut assurer son travail, l'omoplate s'emboîte et le bras pend souplement le long du corps. L'équilibre entre os-pesanteur et muscle a trouvé sa stabilité.

Ainsi les muscles maintiennent le corps dans un empilement, les différentes pièces étant superposées, or l'empilement est la position qui présente la moindre prise à la pesanteur. Toute position courbée tend à se courber davantage.

3° *Etude de la tension des os par les muscles*

Le mouvement des os a contribué à mettre les muscles sous tension, mais réciproquement, la tension musculaire s'exerçant sur les os en fait des matériaux écrouis et précontraints. Le docteur Cara en a fait une étude remarquablement intéressante dans la revue « Le poumon et le cœur », 1953 :

« Le béton et la maçonnerie résistent mal à la traction, par contre les tiges métalliques résistent bien à la traction mais flambent (se tordre en tous sens lors de l'aplatissement) à la compression, d'où risque de fissure du béton, puis de rupture de la ferraille. Ainsi, une poutre armée est bien plus résistante qu'une poutre de seule maçonnerie, mais comme en fait les deux matériaux travaillent alternativement, de trop grands efforts risquent de désagréger la poutre. Nous pouvons donner un schéma élémentaire d'un tel assemblage : une série de perles enfilées sur un fil sans tension; tout le monde sait qu'un collier de perles constitue une mauvaise « poutre ». Si par contre nous enfilons nos perles sur un fil élastique qui tend à les presser les unes contre les autres, l'expérience montre qu'un tel dispositif peut se comporter comme une excellente « poutre ».

Pour revenir à notre béton, si nous le coulons sur un ferraillage mis sous tension (avec des vérins et des crics, par exemple), il en résulte une « précontrainte » de l'ensemble qui met la maçonnerie en perpétuelle compression tandis que la ferraille reste en perpétuelle tension : la résistance de la poutre peut devenir considérable.

Nous pouvons considérer que les systèmes

ce que nous considérons. La stabilité de la structure interne est donc corrélative de la stabilité de la morphologie et implique cet état d'écrouissage.

On appelle écrouissement le traitement par lequel on amène un matériau de l'état amorphe (et

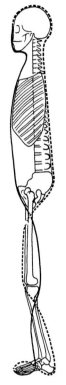

FIG. 181.

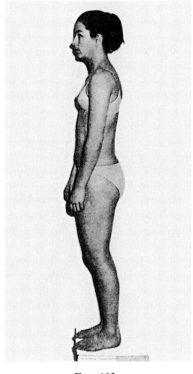

FIG. 182.

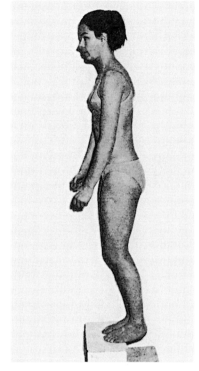

FIG. 183.

FIG. 181. — *Position statique.*

FIG. 182. — *La position statique place fléchisseurs et extenseurs dans un état de rééquilibration.*

FIG. 183. — *Ceci apparaît d'autant plus qu'on augmente l'état de tension des uns et des autres; le corps peut alors supporter des conditions d'équilibre instable (ski...).*

ostéo-élastiques se comportent, *in vivo,* de cette manière, et cela d'une façon très générale.

On dit qu'un corps est écroui lorsqu'une série de contraintes, généralement discontinues et souvent alternatives (opérations métallurgiques diverses : martelage, tréfilage, battage, laminage, etc.) l'ont déformé et amené à un état d'organisation interne stable et orienté tel qu'il devienne capable de résister à des déformations discontinues nouvelles. Cette véritable adaptation du matériau permet le maintien d'une forme stable. Les ressorts sont des exemples très caractéristiques de

plus ou moins plastique) à l'état écroui (et parfaitement élastique) : le matériau est devenu parfaitement adapté aux contraintes discontinues et alternatives, mais limitées, qu'il a à subir. Certains corps, le plomb notamment, ne sont pas susceptibles d'aboutir à un état de déformation permanente stable devant des contraintes répétées : toutes les tentatives d'écrouissement échouent. Jamais l'écrouissement n'est parfait; une fois écroui le matériau abandonné sans contraintes revient lentement à l'état amorphe primitif car l'agitation moléculaire détruit l'organisation de l'écrouissage. C'est ce qui explique que la chaleur modifie considérablement les propriétés mécaniques des corps écrouis (détrempe des aciers, recuit des verres, etc.) puisqu'à température élevée l'agitation moléculaire est considérable.

Il ne peut se concevoir d'écrouissage stable sans un écrouissement permanent par des con-

libre pourra être observé à travers la disposition relative des os et des muscles ou à travers le rapport des fléchisseurs et extenseurs. Or ce rapport des fléchisseurs extenseurs pourra être observé lui-même à travers deux modes d'équilibre déterminant deux positions.

L'une coïncidera avec la position relative des

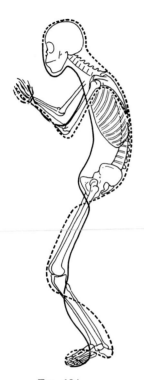

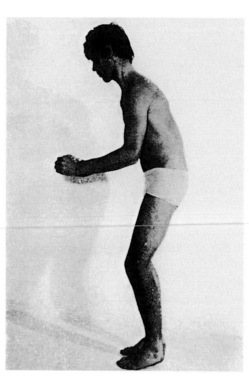

FIG. 184.　　　　　　FIG. 185.

FIG. 184. — *Position de coordination : tous les muscles du corps sont dans des conditions d'étirement semblable.*
FIG. 185. — *Position de coordination.*

traintes appliquées d'une façon suffisamment fréquente ».

La forme et la disposition des os et des muscles font du corps un volume écroui et précontraint maintenant constant cet état par sa perpétuelle rééquilibration.

4° *Deux formes d'équilibre*

A la suite de ces observations, précisons sur un plan global comment s'établit l'équilibre du corps humain. Il s'établit entre os-pesanteur et muscles et entre fléchisseurs-extenseurs. L'équi-

os et des muscles dans la pesanteur. Nous l'appellerons POSITION STATIQUE. Le mode d'équilibre des muscles est une *relation d'étirement*.

L'autre s'appuiera sur le rapport de travail entre les fléchisseurs et extenseurs, nous l'appellerons POSITION DE COORDINATION. Le mode d'équilibre des muscles est leur *relation force longueur*.

a) **Position statique** (fig. 181, 182 et 183). — Fléchisseurs et extenseurs maintiennent leur équilibre en se mettant mutuellement en étirement.

Les conditions d'étirement des uns et des autres ne sont pas semblables. Les fléchisseurs sont davantage étirés puisque la position debout est proche de l'extension, mais moins sensibles à l'étirement que les extenseurs qui eux sont physiologiquement très sensibles à l'étirement, mais par contre, très peu étirés. Aussi leurs conditions d'étirement trouvent-elles par des moyens différents une forme équivalente et l'équilibre de la statique place-t-il les muscles dans des conditions de stabilité, dans une dynamique de rééquilibration.

b) **Position de coordination** (fig. 184 et 185). — Nous avons pu remarquer en étudiant le tronc et les membres qu'il existait une position dans laquelle tous les muscles étaient dans leurs conditions optima de travail. Cette position répond donc à un équilibre des muscles dans leur rapport force-longueur. Il semble qu'elle puisse correspondre à un étirement semblable pour tous les muscles et qui serait d'environ 1/5 de leur longueur. Cette position est au point de croisement entre l'aller et le retour du mouvement (cf. chap. I, p. 22).

En effet, flexion et extension, nous l'avons vu, ne se déroulent pas dans l'espace comme un va-et-vient, mais bien comme un mouvement continu où flexion et extension ont leurs caractéristiques propres et leur propre déroulement. C'est ce qui constitue le mouvement continu, qui peut alors devenir automatique.

Le mouvement de torsion de la coordination en quelque point du corps que ce soit décrit un ∞. La position de coordination est au point de jonction, où se superposent à leur passage la flexion et l'extension. C'est pourquoi les deux groupes des muscles ont un temps d'équilibre dans un travail simultané.

c) **Rapport entre ces deux positions.** — C'est le jeu entre ces deux positions qui permet d'observer l'état constitutionnel de l'équilibre du corps. Chacune des deux positions, si elle possédait la forme d'équilibre de l'autre, placerait le corps dans un équilibre inerte, arrêté. Mais le corps ne peut jamais être dans une forme d'inertie, d'immobilité fondamentale.

La position debout, celle qui trouve une stabilité par rapport à la pesanteur, place les muscles dans un rapport de longueur asymétrique; en étirement. D'autre part celle qui place les muscles dans des conditions symétriques n'est plus stable par rapport à la pesanteur, de plus c'est une position de travail. Toutes les positions intermédiaires se rattachent à l'une ou à l'autre.

Nous voyons que la stabilité ne peut jamais être une inertie, mais elle est soumise à un incessant dynamisme de rééquilibration ou de travail.

Ce n'est qu'allongé au sol dans l'une ou l'autre de ces positions statique ou de coordination que, délivré du facteur pesanteur, le corps peut abandonner son dynamisme de rééquilibration. Mais ceci est encore relatif car intervient l'aspect psycho-moteur du mouvement. A l'équilibre répond une sensation de bien-être, lorsque cette sensation de bien-être existe au niveau des muscles, le sujet est couché sur le côté demi-fléchi, en position de coordination. Ses muscles sont de longueur égale mais ses articulations sont dans une attitude de travail.

Lorsque les articulations sont dans une image de repos, allongé sur le dos, les fléchisseurs sont étirés. De toute manière, fléchisseurs ou extenseurs sont toujours l'un ou l'autre étirés puisque le repos pour l'un est un étirement pour l'autre.

Pour ces raisons il n'y a pas de repos absolu et le bien-être ressenti dans une position ne peut être durable car il devient tension. Le repos est un changement de position, aussi l'homme est-il voué à un constant dynamisme.

Nous allons maintenant étudier la manière dont s'assemblent tronc et membres et la caractéristique de cette organisation globale répondant à la position stable de repos : position statique, et à la position dynamique : position de coordination.

II. — ÉTUDE DE LA POSITION STATIQUE

A. — PARTICULARITÉS DU SQUELETTE ET DE CERTAINS MUSCLES

PARTICULARITÉS PROPRES A LA MÉCANIQUE DU TRONC

Si les os ont pour rôle principal de participer au *mouvement,* secondairement ils assurent le *soutien* et la *protection.*

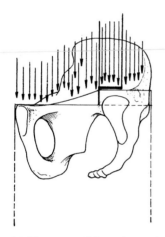

FIG. 186. — *Meilleures conditions de soutien du bassin par rapport à la pesanteur.*

1° *Bassin*

Nous avons vu l'importance de la position du bassin aussi bien pour l'harmonie du tronc que pour celle des membres. Nous avons étudié sa mécanique, mais il semble nécessaire de préciser sa position dans le milieu extérieur, par rapport à la verticale, par rapport à la pesanteur.

Le meilleur *soutien* est de trouver un équilibre dans une *position horizontale* et d'avoir en même temps la plus grande *surface portante* possible (fig. 186). Or il est une position du bassin qui répond à ces deux conditions. La plus grande épaisseur du bassin est obtenue lorsque la base du sacrum est horizontale. Pour définir cette position traçons les verticales passant par le pubis et la crête sacrée, ou le bord postérieur des ailes iliaques puisqu'elles sont sur le même plan, elles délimitent l'épaisseur du bassin. Nous verrons qu'elles vont déterminer l'épaisseur de tout le corps. Pourtant, nous pouvons observer que le pubis n'est pas sur la même horizontale que le sacrum, il forme le bord antérieur du petit bassin.

Or, c'est bien le petit bassin qui « contient » puisque les ailes iliaques obliques orientées vers le centre du petit bassin y réfléchissent les forces qu'elles reçoivent (fig. 187). Ainsi, l'ouverture du petit bassin d'une part, la base du sacrum située à un niveau plus élevé d'autre part, forment deux

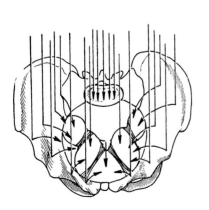

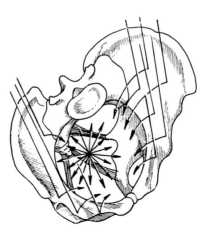

FIG. 187. — *Le poids du corps est reçu par le sacrum et par les ailes iliaques. Celles-ci le réfléchissent vers le petit bassin.*

surfaces en marches d'escalier qui vont recevoir le poids du tronc tout en donnant au bassin sa plus grande surface horizontale.

Le poids du corps sera reçu au niveau du bassin de deux manières : par le sacrum qui reçoit le poids du squelette et par les ailes iliaques qui

referment le cône que le poids des viscères ouvrirait.

Un équilibre se crée entre ces différentes forces, contentons-nous d'observer la mécanique puisque de toute manière, le bassin étant un matériau,

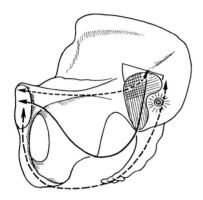

FIG. 188. — *a) Par sa structure osseuse selon les lignes de force horizontales le bassin est particulièrement adapté à son rôle de soutien; b) La pyramide postérieure donne appui à l'articulation sacro-iliaque.*

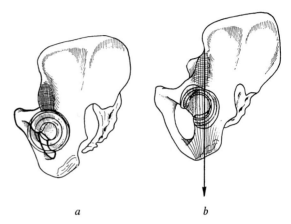

FIG. 190. — *a) Le cotyle est renforcé à son sommet par l'épine iliaque antéro-inférieure; b) Celle-ci avec le cotyle et l'ischion forme un volume osseux puissant (ligne de force verticale).*

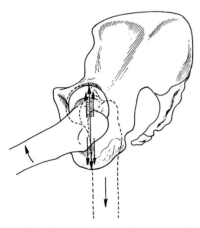

FIG. 189. — *L'ischion placé verticalement au-dessous du cotyle permet au bassin d'avoir la même position assis (appui ischion) que debout (appui fond du cotyle).*

reçoivent une partie du poids des viscères, ceux-ci reposant directement les uns sur les autres par empilement. Mais un autre facteur intervient qui entraînerait à bien des calculs si l'on devait préciser le poids reçu par le bassin : les cavités thoracique et abdominale sont en dépression; de plus les viscères sont comprimés par la tension abdominale et intercostale, et le petit bassin lui-même est sous tension par les muscles du périnée qui

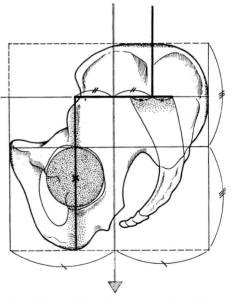

FIG. 191. — *Le poids reçu par le rachis est transmis au cotyle.*

Le petit bassin reçoit donc le poids du corps entre les trois lignes de force verticales. Le milieu de l'épaisseur du bassin est équidistant des verticales passant par le milieu du sacrum et le centre du cotyle. L'ensemble du bassin s'organise autour de cette structure, il s'encastre de profil dans un carré passant par le pubis, l'épine postéro-supérieure, l'ischion et le sommet de la crête iliaque.

comme nous l'avons vu, écroui et précontraint par les tractions musculaires, toute force en un point est transmise à l'ensemble de l'os et nous pouvons dire que les lignes de force horizontales que nous avons décrites en étudiant le tronc, transmettent les forces qu'elles reçoivent aux

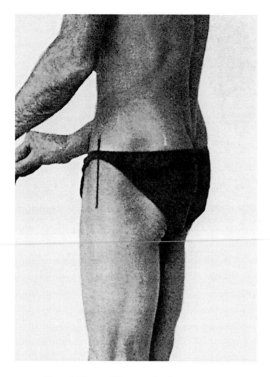

FIG. 192. — *Bassin placé correctement.*

lignes de force verticales antérieures (ischion, cotyle, épine antéro-inférieure) puisqu'elles portent les points d'appui : les fémurs. De même le sacrum ligne postérieure verticale, transmet ses forces aux lignes verticales (fig. 188).

Notons que la disposition sur une même verticale d'appui de l'ischion et du cotyle couvert de son toit permet de ne pas modifier la position du tronc que le sujet soit *assis* sur l'ischion ou *debout*. Il n'y a donc aucune modification dans la réception mécanique des forces du tronc. Le cotyle est renforcé au-dessus par l'épine antéro-inférieure (fig. 189 et 190).

Si nous voulons observer des rapports de structure du bassin, nous voyons que la verticale passant par le milieu du sacrum et la verticale passant par le centre de la tête fémorale sont équidistantes

d'une troisième verticale qui correspond au milieu de l'épaisseur du bassin.

Ainsi les forces reçues par le rachis sont-elles transmises au fémur par un système parfaitement équilibré par rapport aux forces que reçoit la surface globale du bassin. Ce rapport en forme de balance romaine nous permettra d'expliquer le rapport d'équilibre tronc-membres. C'est cette disposition qui maintient l'équilibre dans une dynamique, car les forces mécaniques étant reçues en arrière et transmises en avant, doivent se rééquilibrer par la mécanique des membres inférieurs (fig. 192 et 193).

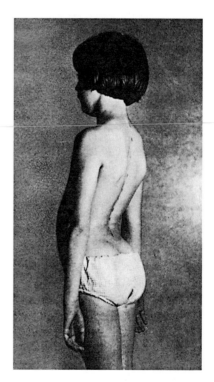

FIG. 193. — *Bassin basculé en avant.*

2° *Thorax*

Par le petit volume de chacun de ses os, le thorax est un élément extrêmement malléable, déformable, aussi toute sa mécanique sera-t-elle organisée pour la stabilité.

Observons d'abord la *mécanique des côtes*. A leur extrémité antérieure les côtes s'implantent en coin dans le sternum par l'intermédiaire d'une sorte de ressort, le cartilage costal. Il se tend lorsque les côtes s'écartent. En arrière les côtes s'insèrent en coin entre les corps vertébraux. Elles pourraient se balancer comme de véritables anses de seaux entre leurs deux insertions fixes si l'articulation costo-transversaire ne limitait pas l'amplitude de ce mouvement. Le mouvement en

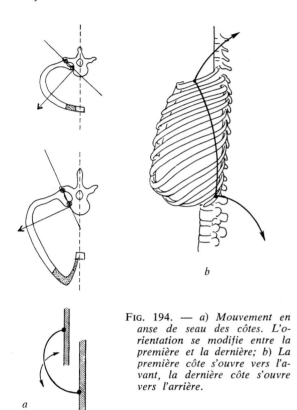

FIG. 194. — a) *Mouvement en anse de seau des côtes. L'orientation se modifie entre la première et la dernière; b) La première côte s'ouvre vers l'avant, la dernière côte s'ouvre vers l'arrière.*

anse de seau de chaque côte a une orientation qui lui est propre puisque les rapports côte-vertèbre sont différents. Ils se modifient progressivement tout le long du rachis, c'est ainsi que le mouvement de la première côte est orienté vers l'avant et en dehors (à deux travers de doigt environ en avant de l'épaule), alors que le mouvement des dernières côtes est orienté en arrière et en dehors (fig. 194).

Mécanique des intercostaux. — Nous savons qu'un muscle agit toujours par rapport à son point fixe. Les points fixes sont aux extrémités, rachis, sternum. Si les muscles n'avaient que quelques faisceaux aux extrémités des côtes et que natu-

rellement les deux couches croisées soient représentées, le milieu des côtes étant libre d'insertion, elles s'ouvriraient comme des pièges à loups. Ce mouvement est limité car l'ensemble des muscles

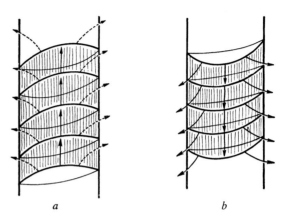

FIG. 195. — a) *La couche superficielle d'extension des intercostaux soulève les côtes; b) La couche profonde de flexion les replie.*

est réparti sur toute la longueur des côtes, selon une disposition propre à chaque couche. les côtes s'écartent les unes des autres en fonction de l'orientation déterminée par la forme des os (fig. 195 et 196).

Ainsi l'ouverture de l'ensemble du thorax suit une courbe qui va du mouvement en avant et en

FIG. 196. — *Les intercostaux travaillent par rapport à leur point d'appui rachis-sternum. Lorsque les deux couches travaillent ensemble leur action n'est plus d'abaisser ou de soulever mais de tirer vers les points d'appui créant un état de tension qui ouvre les sommets des arcs costaux augmentant l'amplitude thoracique.*

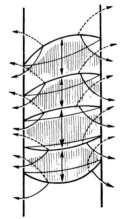

dehors de la première côte à une orientation progressivement en arrière et en dehors jusqu'à la dernière.

Le thorax est ouvert par les deux couches d'intercostaux agissant simultanément et dans la position de redressement, ceci grâce à la forme des os qui pour le même travail des intercostaux oriente le mouvement en avant pour les premières côtes et en arrière pour les dernières.

Les deux couches croisées agissant isolément croisent le sens de leur mouvement l'une en flexion l'autre en extension. C'est ainsi que la torsion du tronc par laquelle (nous l'avons vu au

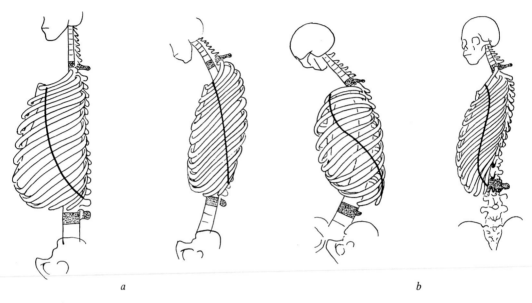

| a | b |

Fig. 197. — a) *Mouvement symétrique :* thorax ouvert : redressement; thorax replié : enroulement.
b) *Mouvement assymétrique :* thorax ouvert : extension; thorax replié : flexion.

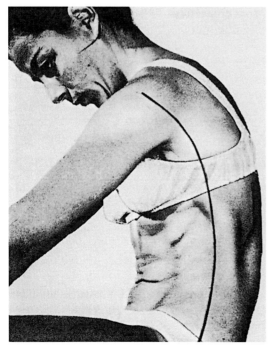

Fig. 198. — *Enroulement.*

chapitre 2) le corps se situe dans la troisième dimension de l'espace et qui construit la réciprocité du mouvement *n'est pas le résultat d'un désir de geste mais celui d'une structure anatomique* (fig. 197, 198 et 199).

En position statique, les deux couches agissent simultanément, elles maintiennent le thorax ouvert. Il y a continuité entre le travail des intercostaux et celui des obliques qui ouvrent ensemble le bord inférieur du thorax. Le bassin est redressé, tous les muscles agissent dans le sens du grand oblique associant enroulement du bassin et redressement du tronc et du membre.

Le bord inférieur du thorax a le même contour que le bord supérieur du bassin. La verticale passant par le pubis suit les grands droits et le sternum, et en arrière, passant par le point le plus postérieur des ailes iliaques, elle suit au thorax le point le plus postérieur des côtes : l'angle costal, et la face postérieure de l'omoplate. Cette situation verticale est celle qui donne le moins de prise à la pesanteur. L'épaisseur du thorax est la même que celle du bassin.

Ampliation thoracique (*). — Cette position statique de redressement, thorax ouvert, répond à la meilleure ampliation thoracique et à la ventilation la plus homogène. A l'inspiration, l'ouverture du thorax inférieur fournit le meilleur appui au diaphragme. Les deux groupes d'obliques et d'in-

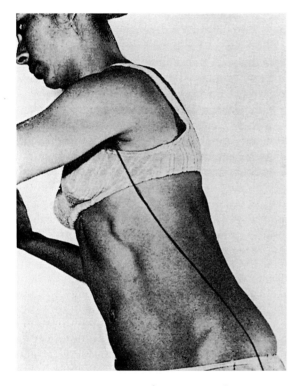

FIG. 199. — *Redressement torsion.*

tercostaux agissant simultanément répartissent la ventilation sur tout l'ensemble du thorax. L'ouverture du thorax permet l'inspiration maximum lorsque la contraction complète du diaphragme accompagne la contraction complète des intercostaux, donnant le maximum de profondeur et de volume costal au thorax.

En effet, lorsqu'il y a courbure dorsale en flexion la fixation du diaphragme postérieur est moindre, le mouvement vers l'avant du sternum à

l'inspiration déplace le médiastin sans augmenter le volume respiratoire, les côtes supérieures ne peuvent s'ouvrir et ventiler les sommets des poumons. Si au contraire la courbure dorsale est en hyper-extension, le diaphragme n'est pas mieux fixé et le volume vertébral pénètre dans le volume thoracique et en diminue d'autant la capacité; l'épaisseur sternum-rachis est moindre qu'avec le thorax correctement ouvert.

L'EXPIRATION la plus ample peut exister en une position statique, elle répond à l'enroulement complet du tronc lorsque les deux hémithorax sont simultanément en flexion, que le transverse comprime les viscères et resserre l'angle de Charpy se prolongeant par le triangulaire du sternum qui referme au maximum les cartilages costaux.

3° *Le rachis*

Le rachis est bien autant un *moyen d'union* qu'une *colonne de soutien* car en effet, il fait

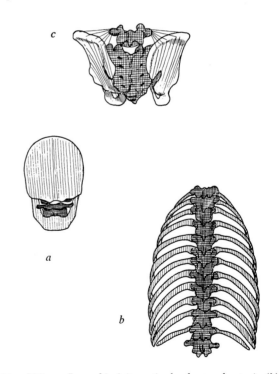

FIG. 200. — *Le rachis fait partie de chacun des trois éléments du tronc. a) Tête : les deux premières cervicales sont indissociablement liées au mouvement de la tête; b) Thorax : C7 et L1 sont liés à la mécanique du thorax; c) Bassin : L5 est lié à la mécanique du bassin.*

---

* RESPIRATION. — La respiration participe à la coordination motrice. Il existe une incidence entre le travail du diaphragme et l'organisation de la flexion. Le rapport respiration et coordination est constant, les troubles de l'un interfèrent sur l'autre. Pourtant, nous ne pouvons l'étudier ici car ce serait un travail trop important pour être inclus dans cette étude.

partie intégrante de chacun des éléments dans lequel il est intriqué. Le sacrum est bien une pièce du bassin et la 5ᵉ lombaire encastrée entre les ailes iliaques fait encore partie de la mécanique du bassin; les vertèbres dorsales sont des pièces constituantes du thorax au même titre que le

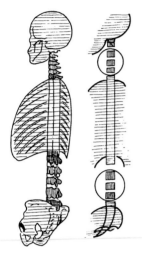

FIG. 201. — *Trois vertèbres cervicales et trois vertèbres lombaires sont des éléments d'association entre les éléments du tronc.*

sternum; la première lombaire encastrée entre les dernières côtes et la septième cervicale en haut font encore partie de la mécanique thoracique. Les deux premières cervicales sont bien le pivot de la tête, surtout si nous les considérons avec l'occipital comme trois pièces transitionnelles du rachis au crâne (fig. 200). Les troisième, quatrième, cinquième, voire sixième cervicales, deuxième, troisième, quatrième lombaires assurent la jonction et permettent un mouvement plus ample entre les trois pièces du tronc (fig. 201).

Bien que « partie même » des trois éléments du tronc, la colonne vertébrale possède une structure autonome. Elle forme une longue tige flexible constituée en fait de trois colonnes juxtaposées : la colonne des corps vertébraux constituant l'appui, le canal médullaire, où elle devient protectrice de la moelle, et sur le pourtour latéral et postérieur de ce canal, l'arc postérieur, hérissé d'apophyses dont les articulations n'ont qu'un but d'unification, donnant appui au pilier musculaire postérieur. Le corps vertébral est le point d'appui d'un mouvement dont le centre est le canal médullaire et l'arc postérieur l'élément dynamique (fig. 202). Nous avons tendance à ne penser le rachis qu'à travers l'axe d'appui des

corps vertébraux et donc comme une tige longue et mince, elle est au contraire une masse puissante si l'on pense qu'une vertèbre lombaire a environ neuf centimètres d'avant en arrière, presque la moitié de l'épaisseur du tronc (environ un tiers pour le corps, un tiers pour le canal, un tiers pour l'apophyse épineuse) et la distance d'une apophyse transverse à l'autre est un tiers ou un quart de la largeur du tronc.

Nous avons vu à tous ces niveaux que pour répondre à la coordination et à la stabilité tout se passe comme si la colonne vertébrale devait être droite. En effet la rectitude est bien la forme la plus stable de l'empilement par rapport à la pesanteur. Cette notion de rectitude, à ne pas confondre avec rigidité, pourrait surprendre, mais attention, interprétons-la. Il s'agit d'une étude de la position parfaite d'équilibre debout au repos

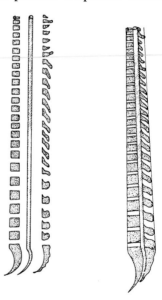

FIG. 202. — *On peut considérer trois colonnes au rachis : le soutien par le corps et les disques; le canal médullaire; l'arc postérieur portant les tractions musculaires.*

dans des conditions d'attitude exceptionelles. Nous ne restons pour ainsi dire jamais dans cette attitude puisque nous sommes toujours dans une situation, dans un conditionnement.

L'avantage d'une colonne osseuse courbe est bien en effet de la rendre plus résistante, mais le rachis d'une part n'est pas un tube dur formé d'une seule pièce mais articulé par tous les disques et, d'autre part, l'individu qui l'utilise avec une motricité correcte va s'adapter aux situations et lorsque la colonne vertébrale aura à recevoir ou à transmettre un effort, l'individu s'adaptera exactement selon la courbe nécessaire et c'est là qu'apparaît l'énorme avantage d'une colonne droite, parce que bien coordonnée elle possède une grande faculté d'adaptation (fig. 203).

l'inversion des courbures limite le plus l'adaptation).

Si nous pensons le rachis comme un empilement stable et vertical, comment pouvons-nous expliquer qu'au niveau de la cinquième lombaire le centre de la vertèbre soit éloigné de l'axe de gravité de deux à trois centimètres et demi alors

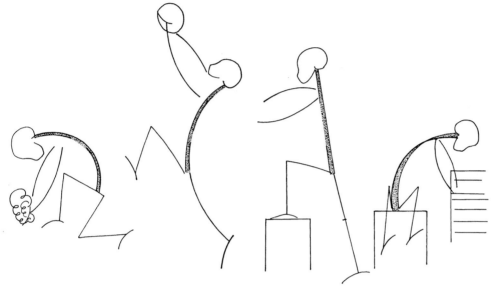

FIG. 203. — *La première qualité du rachis est la faculté d'adaptation; lorsqu'il est coordonné il peut se courber à tout niveau : en flexion ou en extension, se tordre sur lui-même ou offrir une meilleure résistance à la poussée verticale.*

Au contraire une colonne à courbures constantes possède obligatoirement une texture asymétrique et irréversible. Asymétrique selon les courbes, en effet, les tissus sont plus courts du côté concave que du côté convexe et le schéma corporel est ainsi constitué; par là même les courbures sont irréversibles et le rachis est limité dans ses possibilités d'adaptation. Une tige rectiligne et flexible est capable d'adopter toutes les formes de courbe autant dans sa mécanique, sa morphologie que dans les capacités psycho-motrices d'adaptation. C'est pourquoi il ne faut jamais penser qu'une colonne rectiligne fonctionne d'une manière rectiligne, c'est seulement sa position dans des conditions parfaites de statique (les radios que nous avons l'habitude de voir avec les dos plats sont en réalité des bascules du bassin en avant avec compensation lombaire en cyphose et dorsale en lordose; ces dos sont habituellement les plus douloureux parce que c'est alors que

qu'au niveau de l'apophyse odontoïde il ne l'est plus que de un à un centimètre et demi ? Comment expliquons-nous qu'un empilement oblique en avant puisse être considéré comme vertical du point de vue stabilité ? En fait, vu le nombre des espaces et l'épaisseur des disques, le manque de précision de toutes pièces du squelette, nous pouvons considérer que cette différence se perd dans l'épaisseur des disques.

Nous voyons donc que la colonne vertébrale est à part égale un axe d'appui et un moyen d'union, ces deux aspects se retrouvent au niveau des muscles qui lui sont propres, les uns structurent son caractère de tige flexible (nous avons vu en étudiant la coordination, l'épi-épineux, le transversaire épineux, puis l'interépineux, le long dorsal, les splénius et les complexus), les autres, ceux qui ont la plus grande amplitude de mouvement, sont bien justement les muscles qui établissent une relation rachis et bassin (ilio-costal, carré des lombes, petits dentelés postérieurs), rachis et thorax, rachis et tête.

L'action de ces différentes pièces du tronc sur le rachis, à cause des bras de leviers qu'elles représentent, semble bien prédominer dans la motricité sur l'action que le rachis peut avoir sur elles.

La position du tronc dans la statique est un empilement d'éléments unis par sa constitution sous tension, et le rachis, grâce à ses caractères d'appui, rend cette structure homogène et plus évidente.

4° *Tête*

Les rôles de soutien et de protection des os de la tête sont parfaits puisque la boîte crânienne est fermée, néanmoins pourvue d'une certaine élasticité. De même épaisseur que le bassin et le rachis, la tête se place entre les deux verticales antéro-postérieures qui limitent le tronc en avant et en arrière. Le mouvement de la tête est assuré par les deux premières cervicales. Le maintien en équilibre de la colonne cervicale dans son rôle de soutien est fragile à cause de sa grande mobilité.

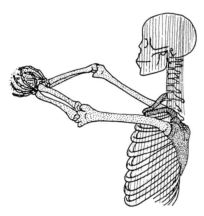

FIG. 204. — *Le tronc appui stable sur lequel tête, omoplate et bras se mobilisent mutuellement.*

La puissance, comme le maintien de sa position, sont essentiellement relatifs à l'équilibre de ses muscles.

5° *Tête et bras*

La tête avec la colonne cervicale, les deux premières côtes et l'omoplate forment un ensemble possédant une certaine autonomie que l'on peut préciser à partir de la position statique. Cette autonomie porte sur la liberté de mouvement des membres supérieurs par rapport à la tête, que le tronc soit debout ou assis (fig. 204 et 205).

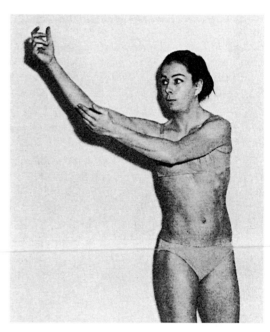

FIG. 205. — *Liberté de mouvement de la tête et des bras.*

En effet, la position de redressement se construit en partant du pied, puis pour le tronc en partant du bassin. Les deux couches croisées travaillent ensemble, mais nous savons que l'omoplate participe au travail des deux couches et que son travail est directement lié à celui de la tête avec laquelle elle a un mouvement unique. Trapèzes supérieurs et sternos, lorsqu'ils prennent appui sur l'omoplate et la clavicule, mobilisent la tête.

Or, en position statique, le tronc est ouvert, l'omoplate est fixée en position d'emboîtement. De là, ses muscles vont agir d'une part sur la position et le mouvement de la tête, d'autre part sur celui du bras, sans pour cela modifier la statique du tronc qui, répondant à la puissance de traction des muscles de l'omoplate, ne devra qu'intensifier les contractions correspondantes.

Les deux couches croisées au niveau du cou et des deux premières côtes participeront à ce mouvement en augmentant ou en diminuant l'intensité de leur contraction, mais en conservant le travail simultané qui maintient la statique. Ceci est dû à ce que le travail des omoplates reste symétrique et ne modifie pas le caractère symétrique et global de la position du tronc.

Cette forme de mouvement permet une moindre dépense d'énergie pour les mouvements fins de la main agissant sous le regard.

B. — AMORTISSEMENT
(fig. 206)

RÉPARTITION DES FORCES ENTRE OS, PESANTEUR ET MUSCLES, POUR PERMETTRE UN ÉQUILIBRE DYNAMIQUE EN RÉÉQUILIBRATION

Le corps se trouve placé entre deux verticales antérieure et postérieure entre lesquelles se superposent les pièces de même épaisseur : pied, bassin, thorax et tête. Latéralement, la symétrie est facteur d'équilibre et les deux verticales délimi-

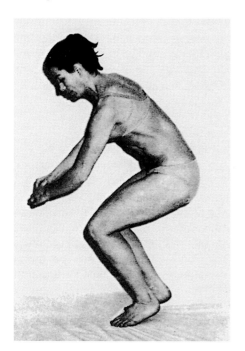

FIG. 206. — *Tension de l'amortissement utilisée à la réception d'un saut.*

tant la largeur longent les crêtes iliaques et le bord du thorax.

Le corps pourrait donc être assimilé à un pilier de base rectangulaire.

Pourtant, si le centre de gravité est bien au milieu des diagonales de ce rectangle, clinique-

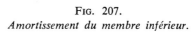

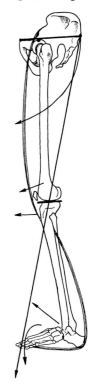

FIG. 207.
Amortissement du membre inférieur.

Les forces arrivant au bassin sont transmises au fémur selon la flèche supérieure. Le membre est maintenu dans sa forme par les extenseurs du genou et de la cheville. Le poids du corps est transmis du bassin à la voûte antérieure (flèche oblique).

ment, ce point se trouve au croisement des deux lignes, l'une séparant les deux pieds, l'autre joignant transversalement les bases des cinquièmes métas. Or, le poids du corps, s'il était reçu mécaniquement en ce point, affaisserait les voûtes et déjà cette position d'empilement serait détruite. C'est bien là en effet le centre de gravité mais le poids se répartit sur l'avant-pied et le talon, alors que l'orientation de la tension musculaire est dirigée vers l'avant-pied.

A l'intérieur de cette colonne verticale, tout un jeu de forces qui s'équilibrent permettent de constater que le corps n'est pas un pilier de cathédrale mais une architecture moderne sous tension. Tout le poids n'écrase pas les éléments les uns sur les autres mais les maintient en élévation par un retour de forces vers le haut.

Nous avons vu que deux facteurs en particulier maintenaient cet état de rééquilibration : l'étirement qui s'établit entre fléchisseurs et extenseurs et la relation os-pesanteur et muscles.

La position debout est la résultante de ces deux formes d'équilibre.

Nous allons les observer maintenant à travers *le poids transmis par les os et les forces musculaires* (fig. 207).

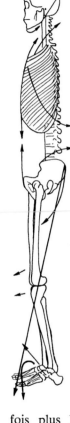

Le poids du tronc suit verticalement le rachis, ou bien est transmis directement au bassin par les viscères et les muscles. Tout le poids du tronc au-dessus du bassin, y compris les membres supérieurs, est transmis par le bassin

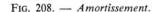

Fig. 208. — *Amortissement.*

Le redressement du tronc oriente les forces vers la tête, maintenant le bassin redressé, l'amortissement du membre inférieur agit sur le bassin dans le même sens, transmettant les forces à l'avant-pied (fig. 207); l'amortissement est la coïncidence du mouvement vers le haut et vers l'avant-pied.

aux têtes fémorales. Mais, nous l'avons vu, les têtes fémorales sont situées dans la moitié antérieure du bassin, alors que le rachis est dans la moitié postérieur. Par rapport au point d'appui sur les têtes fémorales, l'épaisseur du bassin est environ deux fois plus longue en arrière qu'en avant. Il se présente comme une balance romaine, avec un long bras de levier en arrière du fléau; si la balance a en avant un contre-poids, ici, nous avons une puissance musculaire pour maintenir l'équilibre. Le levier postérieur va tenter de déséquilibrer le bassin en lui faisant décrire une courbe qui, prenant appui sur la tête fémorale, entraînera le sacrum en bas, en direction du fémur. Ce mouvement à son tour agit donc sur deux articulations : il met la hanche en extension et il fléchit le genou. Le poids du corps sur le bassin doit donc se répartir d'une manière équilibrée sur les fléchisseurs de hanche et les extenseurs du genou. Mais nous savons que le parallé-

logramme de la jambe rend solidaires ces articulations et les unit par les jambiers à la mécanique des voûtes. Ainsi, le mouvement circulaire, en fléau, du bassin sera-t-il équilibré par tout l'ensemble du membre inférieur en aboutissant par les voûtes à l'appui sur l'avant pied. Si le poids est trop lourd et entraîne trop d'extension de hanche, il sera reporté trop fortement sur l'avant pied et l'extension de hanche entraînera une extension du triceps. Si le poids est exactement amorti par la tension musculaire, il se répartit entre fléchisseurs et extenseurs du membre inférieur, puisqu'ils agissent tous lors de l'appui, et aboutit à l'avant pied. Au repos, ce poids bien que dirigé sur l'avant pied utilise le talon comme auxiliaire. C'est pourquoi le poids arrive avec l'axe de gravité au milieu de la surface d'appui alors que la tension est en avant.

Au niveau du tronc les forces musculaires sont organisées en fonction de la position antérieure de l'appui du bassin sur le fémur (fig. 208).

Prenant appui sur l'enroulement pour aboutir au redressement, les forces de tension musculaires vont s'appuyer sur le travail du périnée et des grands droits pour redresser le bassin, elles vont par-là baisser le sternum et ouvrir le thorax inférieur avec les obliques, en particulier le grand oblique.

L'abaissement du sternum agit sur les muscles hyoïdiens qui placent la tête, et avec les scalènes entraînent l'activité des extenseurs qui élèvent la tête. Le redressement du bassin, provenant de l'appui du pied (chap. III, p. 99, fig. 121), et le redresement de la nuque équilibrent par les extenseurs l'enroulement en flexion.

Ce redressement a deux directions : élevant la tête par le travail des extenseurs il orientera vers le haut les forces de tension qui allègent le tronc sur les membres, et au résultat, sur les pieds. Ce redressement agissant par l'ouverture du thorax et des ailes iliaques se prolongera aux membres par le travail des fessiers et le maintien global du membre en extension par sa propre mécanique; ceci ouvre en extension l'articulation de la hanche.

Ce travail nous ramène à la mécanique que nous avons observée pour le poids reçu par le bassin. Mais la tension musculaire est orientée; partant du sternum elle décrit une courbe qui ouvre le thorax inférieur et rejoint les ailes iliaques puis le sacrum et le fémur. Si cette mécanique ouvre la hanche, elle la repousse aussi en avant, amenant la partie la plus postérieure du bassin sur l'avant-pied et entraînant par-là une tension des triceps. Les forces de tension musculaire repoussent aussi simultanément en avant le poids du bassin au-dessus de l'avant-pied et ouvrent la cheville en extension, repoussant vers le haut une partie des forces pendant que le poids du corps, finalement, arrive au sol sur l'avant-pied. C'est ce qui constitue l'amortissement.

Nous voyons que cet état de tension qui repousse le corps vers l'avant et vers le haut, bien qu'il parte de l'enroulement du tronc, est plus proche d'une architecture moderne que de l'empilement antique. La position statique place le corps immobile dans des conditions de tension qu'il faudrait étudier d'après les lois de la physique moderne.

C. — DÉCOMPRESSION. ÉLÉVATION

Nous avons vu comment se déroule le mouvement entre tête-mains et mains-tête, entre tête-pieds et pieds-tête. Mais le mouvement est le résultat d'une mise sous tension des éléments sphériques. Comment vont donc être organisées les forces de tension qui constituent le corps en une unité ?

Nous avons vu que le tronc avait une autonomie due à la dissociation entre les forces d'enroulement et les forces de torsion qui le constituent. C'est ainsi que le système croisé, agissant par ses deux couches simultanément, maintenait le tronc ouvert en position statique. Si nous portons au maximum le travail des deux couches croisées et si nous y associons celui des fléchisseurs du système droit, les couches croisées redressant le bassin et ouvrant le thorax vont assurer le redressement de tout le tronc, y compris le redressement vertébral, sans qu'ils soit nécessaire que travaillent électivement les extenseurs rachidiens. Ceux-ci, se coordonnant alors, vont s'appuyer sur le système croisé pour provoquer une décompression du rachis, une élévation du tronc. Ils vont agir en partant de la tête et soulever

chaque vertèbre vers la vertèbre sus-jacente par la traction des muscles vertébraux. (Le transversaire épineux en particulier... Les muscles vertébraux à insertion rachidienne vont prendre appui sur le thorax pour agir sur le rachis) (fig. 209).

Cette auto-élongation vertébrale va se répercuter sur tout l'ensemble du tronc, qui attiré vers le haut va alléger les membres. Elle peut être accentuée par un appui des mains. Les tractions musculaires partant alors des mains renforcent l'appui des omoplates. Celles-ci servant de point fixe, nous l'avons vu, donnent une plus grande puissance au tho-

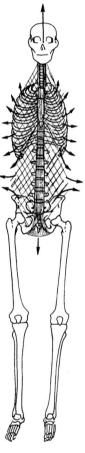

FIG. 209. — *Elévation du tronc.*

L'élévation est due à la mise sous tension du système droit par le système croisé.

rax, augmentant les possibilités d'élongation. C'est l'élévation.

Mains et pieds sont des unités d'enroulement qui même sans appui peuvent être le point de départ du mouvement, prenant appui sur leur tension en enroulement (les voûtes). Si nous supposons qu'au lieu d'être un va-et-vient entre tronc et mains, tronc et pieds, nous utilisons en même temps tronc et mains comme départ du mouvement, chacun servant de point d'appui orientera dans sa direction le travail des muscles; les articulations ou les unités de coordination intermédiaires seront étirées, mises en décompression (fig. 210). Ainsi pouvons-nous mettre en condition de décompression tout un membre, ou une articulation en orientant vers tronc mains et pieds, en sens inverse le travail musculaire de chaque côté de cette articulation ou de cette unité de coordination, ou tout le corps dans son ensemble.

La décompression pour un membre se traduit

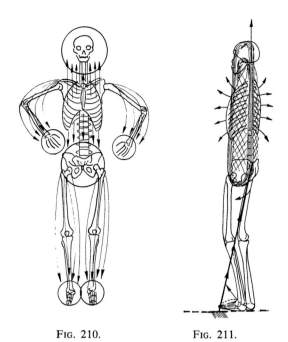

FIG. 210.   FIG. 211.

FIG. 210. — *Décompression.*

Les unités d'enroulement servent toutes simultanément de point de départ des tractions qui sont orientées vers : la bouche, les voûtes des mains et des pieds. Toutes les articulations sont étirées entre ces pôles d'attraction provoquant une décompression.

FIG. 211. — *Elévation.*

L' « élévation » du tronc se joint à l'amortissement pour créer un état qui s'oppose à la pesanteur.

par une auto-élongation des muscles correspondants.

Ainsi, par exemple, la décompression de la hanche est le résultat de l'enroulement du bassin et de la tension complète du membre inférieur partant des voûtes.

La qualité d'une bonne coordination est peut-être un geste harmonieux, mais elle est aussi une statique « en élévation » car ceci souligne la qualité de l'état de tension et la valeur de la décompression (fig. 211).

MANIÈRE DE SE PLACER
EN POSITION STATIQUE GLOBALE
(fig. 212)

1. Pieds parallèles joints ou à deux doigts d'écart.

2. Appui sur les orteils, faire apparaître les têtes de métas.

3. Basculer les calcanéums. Contracter les jambiers.

4. Tirer le coccyx en avant jusqu'au dessus des orteils.

5. Rapprocher les ischions, pousser le pli de l'aîne en avant (pelvitrochantériens).

6. Tourner les hanches en dehors, contrôler la longueur des fessiers, genoux souples.

7. Baisser le sternum, écarter les dernières côtes.

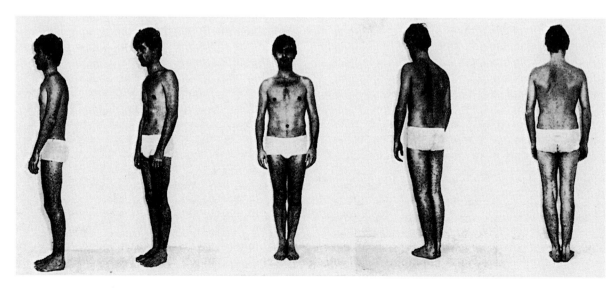

FIG. 212. — *Position statique.*

8. Contracter la lèvre supérieure, rentrer l'os hyoïde, tendre la nuque.
9. Emboîter les omoplates, écarter les premières côtes.
10. Placer les mains en voûte.
11. Augmenter la tension des abdominaux inférieurs et des spinaux.
12. Rebondissement.
13. Se détendre sans modifier la position des articulations.

RELAXATION. — Nous n'abordons pas ici l'étude de la relaxation. Elle participerait à la coordination motrice en tant qu'étude de la commande et s'étendrait à un travail sur le tonus musculaire et nerveux, l'état de repos, de tension, de contraction ou d'inhibition, le rapport entre la tension nerveuse et la tension musculaire, la structuration du schéma corporel, de l'espace-temps moteur, de l'état de bien-être dans son corps et de la capacité à la relation, etc. Ce serait envisager un aspect particulier qui déborderait notre étude de base.

III. — POSITION DE COORDINATION
(fig. 213)

Nous avons vu que pour chacune des unités de coordination le mouvement décrivait dans l'espace un ∞, et que la position de coordination était au point de jonction de la flexion et de l'extension, tous les muscles étant là en condition semblable de travail.

Nous avons observé avec chaque partie du corps, tronc et membres, comment se construisait le mouvement coordonné et les positions de coordination de chacun. Voici maintenant la position globale : c'est celle du skieur qui bloque son corps dans sa forme la plus puissante ou celle du coureur s'il s'arrêtait debout sur un pied.

1° Membres inférieurs. — Deux positions sont possibles : membres tendus comme à la position statique, ou fléchis en position « couturier-jambier », ou un membre dans chacune de ces positions.

Un membre inférieur tendu en appui à la phase d'amortissement :

— poids du corps sur l'avant pied;
— les deux voûtes sous tension;
— talon allégé;
— genou tendu de face;
— hanche en extension complète.

L'autre membre inférieur fléchi en position couturier-jambier :

— hanche fléchie (fémur à 20° environ de l'horizontale), fémur en rotation externe, orienté en avant, couturier saillant;
— genou ouvert à 130°;

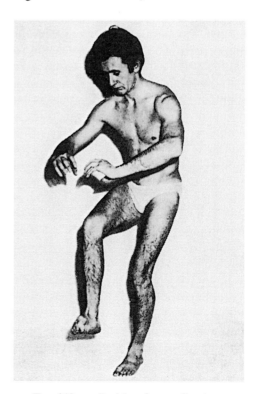

FIG. 213. — *Position de coordination.*

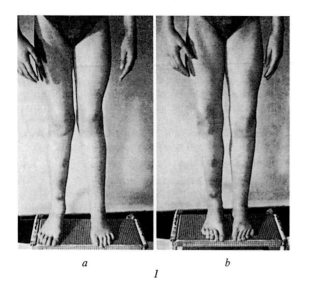

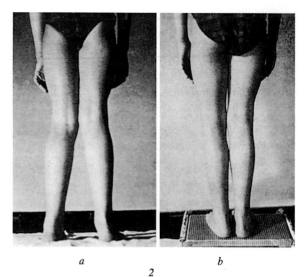

a   *b*   *a*   *b*

1   *2*

FIG. 214. — *Membres inférieurs : genu valgum.*
1. *Face :* a) mal coordonné; b) correction. 2. *Dos :* a) mal coordonné; b) correction.

— tibia en rotation interne;
— jambier antérieur saillant;

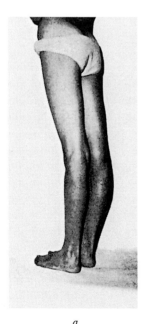

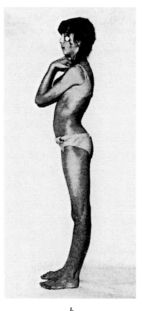

a   *b*

FIG. 215. — *a) Membres inférieurs : genu recurvatum.
b) Bascule du bassin en avant, lordose lombaire et
genu recurvatum associés.*

— voûte antérieure formée, orteils tendus avec les interosseux.

*2° **Tronc**. — Le tronc est en position d'enroulement :*

La puissance de travail est déterminée par la force de contraction des fléchisseurs du système droit, les extenseurs devant alors les équilibrer pour redresser la tête et étendre la hanche. Le tronc se trouve donc en légère flexion.

*3° **Membres supérieurs**.* — Les omoplates sont emboîtées sur le thorax.

— Les épaules fléchies en rotation interne, bras légèrement écartés en abduction.

— Les coudes ouverts à 135°.

— Les mains formées en voûte, la tête du premier méta très saillante, l'axe du poignet perpendiculaire au pli du coude.

Les déséquilibres relatifs à la mauvaise utilisation du corps peuvent se corriger par la connaissance intellectuelle et sensitivo-motrice de la coordination correcte. Voici quelques types de ces déséquilibres à titre d'observation (fig. 214, 215, 216, 217 et 218).

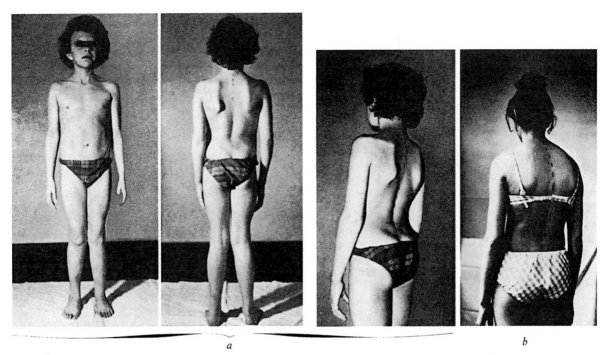

FIG. 216. — *Déséquilibres antéro-postérieurs :* a) *lordose lombaire;* b) *cyphose dorsale.*

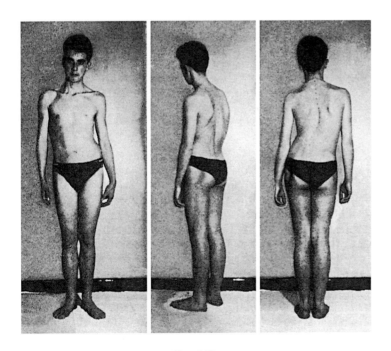

FIG. 217.

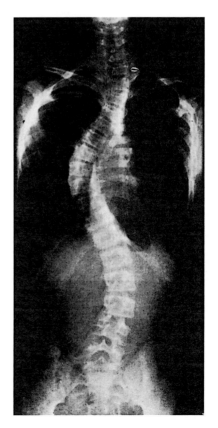

FIG. 217. — *Déséquilibre latéral : scoliose.*

FIG. 218. — *Radiographie de scoliose.*

FIG. 218.

IV. — ASSEMBLAGE DES ∞ DANS L'ESPACE

TRONC :

Tête courbe antérieure gauche avec bassin courbe antérieure droite.

OMOPLATE :

Tête courbe antérieure droite et thorax courbe postérieure gauche; omoplate boucle inférieure, courbe interne.

BRAS :

Omoplate boucle inférieure, courbe interne; bras boucle supérieure, courbe interne.

MAIN :

Bras boucle inférieure, courbe externe; main boucle du premier courbe supérieure.

JAMBE :

Bassin boucle postérieure, courbe postérieure; jambe courbe supérieure, boucle interne.

PIED :

Jambe courbe inférieure, courbe externe; pied courbe interne, boucle supérieure.

CHAPITRE VI

DU MOUVEMENT FONDAMENTAL AU MOUVEMENT VÉCU

A. — NIVEAUX D'ORGANISATION

L'étude que nous venons de faire sur la coordination du mouvement nous a permis d'observer la mécanique que l'on trouve à la base de tout mouvement humain, le mouvement en soi, le mouvement fondamental, ni motivé, ni personnel, ni adapté.

Ce mouvement a une forme très mécanique; déclenché à l'une de ses extrémités ou en un point, il se propage jusqu'à l'autre extrémité par le simple jeu des tenseurs et de la forme des leviers. L'importance de l'élément mécanique permet une économie de commande nerveuse, celle-ci serait réduite à un simple réflexe médullaire. Ce mode élémentaire peut permettre d'intervenir de l'extérieur sur le mouvement. C'est ainsi qu'en reproduisant rigoureusement la forme décrite dans l'espace-temps, l'observateur peut faire se déclencher le mouvement d'un sujet et peut le faire se perpétuer selon son déroulement successif d'aller et retour du geste. Ce pouvoir d'agir de l'extérieur sur le déclenchement et le déroulement du mouvement ouvre des possibilités autant pour l'investigation que pour la rééducation. Il serait important d'étudier par quelles structures neurologiques est organisée la coordination. La facilité du déclenchement par voie réflexe de la forme mécanique suppose un processus relativement simple qui pourrait lui-même être déclenché par le réflexe oculo-moteur ou celui de la déglutition pour la flexion et la préhension, par le réflexe orthostatique pour le redressement et la marche. Nous pouvons constater, d'ores et déjà, que la mécanique de base est du même ordre que le réflexe archaïque du nourrisson, elle le recouvre et le prolonge, elle conserve la même forme réflexe globale et brusque. En effet, si nous observont les réflexes archaïques et la manière dont ils diffusent, nous retrouvons les mêmes gestes et les mêmes déroulements de mouvements que le « mouvement fondamental » que nous décrivons chez l'adulte. Comme chez lui, les réflexes archaïques sont les mêmes pour tous, ainsi constitueraient-ils la trame primitive par laquelle l'enfant apprend à découvrir le mouvement, son moyen d'auto-apprentissage.

La première motilité intra-utérine se passe dans un enroulement et le mouvement se construit de telle manière qu'à la naissance le nourrisson possède au complet toute la base de l'organisation, tant au niveau du système droit, que du système croisé : il s'enroule tête-bassin et fait une torsion qui oppose bassin et épaules comme nous le voyons dans la coordination.

Mais cette motilité est réflexe et il ne pourra en disposer volontairement que lorsqu'il l'aura découverte, adaptée à l'espace-temps et située dans la relation à la mère. C'est alors qu'unissant tête et main, il saura tirer en avant pour s'asseoir, unissant tête et pied, prendre son équilibre pour marcher. Tout le contrôle de l'équilibre du mouvement entre fléchisseurs et extenseurs est découvert par l'enfant : en partant de la main ou de la tête pour la flexion, et du pied ou de la tête pour l'extension.

Pour transformer le geste réflexe en geste volontaire, l'enfant passe par la phase de perception et ce serait cette perception qui lui permettrait d'accéder à des structures supérieures. En effet, le geste n'est pas seulement senti mécaniquement mais chargé de son deuxième aspect dans l'espace-temps, la structure de soi et relation à l'autre. L'enfant perçoit la forme arrondie du bien-être lorsqu'il s'enroule dans les bras de sa mère, le mouvement de la bouche, des bras qu'il fléchit pour sucer son pouce, le mouvement réciproque de ses pieds battant le drap du berceau. Le mouvement, dès qu'il le découvre, est orienté, rythmé et placé dans un climat affectif. L'enfant apprend son geste, il apprend à reproduire l'image qu'a provoqué le mouvement réflexe, mais, en même temps que la réussite lui procure un bien-être, une satisfaction motrice, il découvre la forme de son mouvement et tout ceci est soustendu par sa relation à la mère. Ce n'est plus un geste réflexe; dès ses premiers essais, son mouvement ne peut plus être de l'ordre du réflexe par le fait qu'il le perçoit dans une situation définie et cherche à le reproduire; il est déjà personnel, et bien que maladroitement, il est adapté.

Pour que le geste puisse s'adapter au milieu, à la situation, la mécanique de base sera déviée et ceci au niveau des muscles mono-articulaires qui viennent doubler les muscles conducteurs dans chacune des dimensions de l'espace pour chaque articulation. Ainsi, lorsqu'il s'agit de prendre un objet devant soi, sur la table, le mouvement recouvre exactement le mouvement fondamental, nous déclenchons la coordination sans aucune déviation; mais si le même objet est situé sur une étagère en haut, à droite de soi, le mouvement fondamental est déclenché mais, dès son passage au niveau de l'épaule, il est dévié par le deltoïde et les muscles sus-épineux pour « aller chercher

en haut ». Ce que nous sentons est le passage à un niveau supérieur sur *l'articulation de l'épaule,* la *tension* la plus grande des muscles correspondants et *la forme de la peau.* C'est en fonction de la connaissance de cette sensation que nous avons orienté le bras « en haut ». La commande volontaire serait relative à cet aspect local, traduisant l'orientation du mouvement, alors que le déroulement mécanique serait issu de la mise en jeu des phénomènes de coordination. La commande locale suffirait d'ailleurs à ce déclenchement.

La forme supérieure du mouvement serait de l'ordre de la représentation spatiale et temporelle, elle s'appuierait sur des sensations très localisées qui s'inséreraient dans le déroulement du mouvement fondamental.

Partant du réflexe archaïque, lorsque les structures supérieures prennent en charge le mouvement, c'est pour le situer dans l'espace-temps, dans la personnalité et la relation à l'autre.

B. — ESPACE-TEMPS

1° *Espace-temps moteur*

Tout mouvement se déroule dans l'espace, il a une durée, un rythme. Espace et temps sont indissociables de la mécanique. Ils en sont comme la deuxième face, c'est une autre manière d'aborder la même réalité. Contracter successivement les muscles propres à la coordination dans un mouvement continu, ou décrire la forme correspondante dans l'espace selon un temps défini ne sont deux aspects différents que dans l'analyse de l'observateur. La réalité est globale. La position du bras, par exemple, est ressentie à l'épaule alors que le mouvement décrit est observé au coude ou à la main. Les deux aspects de la perception ont à l'origine le même mouvement.

Espace. — Nous avons vu que le mouvement coordonné se déroulait perpétuellement dans l'espace en décrivant une image en forme de ∞. Ceci est dû au fait que la flexion et son retour en extension sont organisés par des rotations. Au bout de la flexion, le mouvement ne revient pas en marche arrière comme un balancier, mais la sphère se retourne sur elle-même, orientant le retour par un autre chemin, celui de l'extension. A l'épaule, par exemple, la flexion suppose une rotation interne guidée par le long biceps. Or, le travail antagoniste du long triceps commence par faire se retourner la tête humérale en rotation externe avant d'entraîner l'humérus en extension. Entre l'image que trace la flexion et celle de l'extension, le retournement de la tête forme une courbe de retour. Les deux mouvements opposés, séparés par cette courbe, ne se superposent pas, ils se croisent.

Ce croisement a lieu au point où fléchisseurs et extenseurs sont dans une position d'équilibre. C'est l'équilibre force-longueur que nous avons appelé position de coordination. Le mouvement se déroulant à l'épaule va tracer le mouvement en ∞ au niveau du coude. Ainsi la courbe restera toujours à la même distance de l'épaule, celle de la longueur de l'humérus. Elle s'insérera donc sur une surface sphérique autour de son point d'appui. Tout mouvement s'inscrit par rapport à un point ou une surface déterminés, il a une course maximum définie.

Le tracé du ∞ sur une surface courbe est orienté. Chaque boucle a un tracé maximum défini et orienté par la forme anatomique (os-articulations-muscles).

Nous avons observé ici le tracé en ∞ le plus représentatif pour définir le mouvement dans l'espace provoqué par une articulation, donc le plus propice pour donner une image du geste, tels le coude pour le mouvement de l'épaule, la tête du premier et du cinquième métas pour la main, etc., mais, en fait, c'est chaque partie du corps qui trace son ∞ propre et participe au mouvement en ∞ du segment correspondant. Chaque parcelle, chaque cellule a une possibilité optima de déplacement dans l'espace, un champ de mouvement qui lui est propre. Ce mouvement est orienté, organisé par la coordination motrice puisque chaque unité de coordination est liée mécaniquement aux unités voisines par les muscles conducteurs. Ainsi, chaque boucle de chaque ∞ est-elle dans une relation déterminée avec chaque boucle voisine.

Le corps dans son ensemble est donc un volume qui se meut dans un champ défini, orienté. Par la marche, il déplace ce champ dans l'espace extérieur, mais cet espace propre est particulier à chaque individu selon sa morphologie propre. Nous l'avons appelé l'espace-moteur. Le corps est donc construit en vue d'organiser entre elles les unités de coordination complexes tronc, tête, mains et pieds par une mise sous tension qui maintient la forme et permet le mouvement.

Ce jeu des sphères entre elles, conséquence de l'état de tension qui les forme et les unit, serait intéressant à étudier à travers les lois de la physique moderne, comme formant un univers ayant son centre en soi.

Cette image que chacun perçoit de son propre corps et de son mouvement est sans cesse modifiée au fur et à mesure qu'elle s'exerce et que le corps se modifie dans le temps. Le moment essentiel pour la structuration spatiale est celui où cette image se forme. C'est le moment du passage entre le réflexe archaïque et le mouvement volontaire. Le nouveau-né perçoit son geste et cherche à le reproduire, à lui donner sa forme dans l'espace.

Cette image orientée est d'abord globale, elle se différencie et se précise progressivement avec la maturation et l'expérimentation. Au fur et à mesure que le mouvement devient plus dissocié, plus conscient, les schèmes perceptivo-moteurs deviennent plus fins et plus complexes et l'enfant sera libéré de son syncrétisme autour de la dixième année, âge où il devient capable de disposer de la finesse de sa coordination motrice en même temps que des notions spatio-temporelles dont elle est chargée.

Temps. — Le mouvement développe sa courbe dans l'espace. Chaque point de la courbe correspond à un travail musculaire précis. Il correspond au moment de la contraction de tels muscles conducteurs, fléchisseurs ou extenseurs, accompagnés de tels muscles mono-articulaires, dans des conditions de tension, d'étirement, d'équilibre parfaitement précises. Ainsi le passage du mouvement sur chaque partie de la courbe a une vitesse déterminée par les muscles.

La forme du mouvement et la durée relative de son déroulement sont indissociablement liées. Le rapport des différentes phases selon leur vitesse respective donne au mouvement son rythme propre. D'une manière générale, la flexion est rapide alors que l'extension est lente et « majestueuse ».

La durée relative des différents ∞ constituant

l'ensemble du mouvement du corps est donc définie en fonction de l'enchevêtrement des boucles dessinant le mouvement. La forme du corps et son mouvement se modèlent dans un rythme. Le champ de mouvement a une durée qui lui est propre, c'est ce que nous avons appelé le temps moteur.

2° Perception de l'espace-temps extérieur

Le sujet possède donc au départ une notion intérieure, intrinsèque, motrice de l'espace-temps. C'est partant de cette référence qu'il va explorer l'espace extérieur. Comment se construit cette relation ?

Nous allons, pour l'expliquer, établir un parallèle entre la coordination et les organes des sens. Comment d'abord s'établit une relation ? Pour qu'il y ait relation entre deux il faut qu'à un niveau quelconque il y ait *partie commune,* soit parce que les deux éléments en relation deviennent *semblables,* soit qu'ils deviennent *complémentaires.* L'un perçoit l'autre à ce niveau où il lui est semblable.

Ceci est particulièrement évident pour les organes des sens, ils se mettent en condition de reproduire le stimulus extérieur de manière à en permettre l'analyse par l'individu. On peut dire que la sensibilité se modèle sur l'objet. Par exemple, la sensibilité de l'oreille se modèle sur les vibrations de l'instrument, c'est par là que la mélodie, les qualités de l'instrument et celles du musicien peuvent exister à l'intérieur même de l'oreille de l'auditeur. C'est parce que les vibrations de son oreille sont devenues les mêmes que celles de l'instrument que l'auditeur perçoit la musique, la connaît car elle est devenue lui-même. Ainsi s'introduisent à l'intérieur de l'individu les formes et les temps, les caractéristiques des objets extérieurs. Sur le même mécanisme, c'est le même schéma que reproduit la motricité lorsque la main se replie sur un objet pour en adopter la forme. En un point de lui-même, sa main, l'individu est devenu « forme commune », semblable par complémentarité à l'objet, la main concave sur la sphère convexe ont la même forme. L'exploration de l'espace suppose donc une modification de la forme du corps pour épouser la forme de l'objet. La découverte des différentes formes, des diffé-

rents mouvements du corps lui-même se fait parallèlement à la découverte des formes et des orientations de l'espace extérieur. C'est pourquoi ces notions entrent dans la conscience sans être réfléchies intellectuellement. Tant que le mouvement est syncrétique, insuffisamment dissocié et précisé dans la conscience du corps, l'espace extérieur ne peut être parfaitement découvert. Or, le corps n'est dissocié, expérimenté, dans sa motricité que très tardivement, la perception de l'espace est parallèle.

Elle est la différence entre l'image du mouvement fondamental et celle du mouvement adapté à l'objet. Le sujet sent la forme de sa main correctement structurée, coordonnée et la forme qu'elle prend en se posant à plat sur la table. C'est ce qui lui permet de reconnaître la table comme une surface horizontale.

Ce qui nous heurte, c'est l'absence de la conscience intellectuelle de la forme du corps et du mouvement. Nous ne percevons notre espace intérieur que sous forme de notions. C'est pourtant cette conscience spontanée de l'espace nous permet de conceptualiser l'espace extérieur. Les gestes qui indiquent les formes, les directions, les dimensions dans l'espace s'appuient sur la notion motrice. Les troubles de la conceptualisation de l'espace sont parallèles aux troubles de la conscience de la forme de soi dans le schéma corporel. Les sujets qui en sont atteints en ont une représentation visuelle et intellectuelle, ils se réfèrent aux images dessinées, raisonnant sur leurs souvenirs scolaires, mais ils sont incapables de représenter l'image avec un geste de la main ou une forme de leur corps.

En fonction de la capacité qu'elle donne sous forme de référence pour percevoir l'espace et le temps du milieu extérieur, la motricité peut être considérée comme un véritable organe des sens pour l'espace-temps.

3° Appareil spatio-temporel

Quelles sont les relations entre la coordination motrice et les organes des sens ?

Sur le plan mécanique, ils sont indissociables : le mouvement de la tête suit celui des yeux et oriente l'oreille, la peau fait percevoir la matière pendant que le geste en saisit la forme. Sur le plan sensoriel, leurs démarches se complètent. Mais, alors que les sens sont davantage liés à l'observation, à la représentation, la motricité engage dans une action, une expérience. Il est possible de trouver une démarche sensorielle volontaire, par exemple entre voir et regarder, mais le passage est mal défini entre les deux et de toute manière, le sujet qui regarde n'engage que ses qualités mentales puisque le geste qu'il fait de la tête et le mouvement des yeux sont automatiques; c'est pourquoi les sens sont plus propices à l'observation, c'est sur cette voie sensorielle que se développent les enfants mal coordonnés puisque leur motricité ne leur apporte pas les données dont ils ont besoin. Si leur incoordination n'est pas massive, ils s'accommoderont des données sensorielles et ils s'orienteront vers des pensées abstraites, mais celles-ci ne pourront pas se traduire avec la facilité voulue comme elles devraient le faire normalement dans le vécu humain.

La perception motrice est le résultat d'une démarche volontaire : faire un mouvement, modifier sa propre forme. Elle place ainsi la perception dans le vécu représentatif et symbolique par une expérimentation progressive. Elle nécessite un engagement de soi dans l'espace-temps, un acte de personnalité. La perception motrice est plus fondamentale, plus archaïque, peut-être moins consciente. C'est elle qui permet de conceptualiser, donc d'assimiler les perceptions sensorielles observées pour les revivre en les associant aux expériences vécues.

Il faudrait ne plus être obligé de faire un effort d'association pour assembler organes des sens et coordination motrice dans la perception de l'espace-temps. Il suffirait de décrire en un tout un appareil spatio-temporel formé :

1° de la motricité coordonnée;
2° des organes des sens.

C. — STRUCTURE-RELATION

L'enfant se blottit sur les genoux, l'adulte l'entoure de ses bras, il prend sa forme arrondie, c'est le moyen de base de la relation. L'enfant handicapé qui ne sait pas *s'installer* sur les genoux ne sait pas comment s'y prendre pour participer à un geste commun, pour entrer en relation.

Nous avons pu observer que, chez l'enfant, la motricité est le support de la relation, elle se développe et suit une évolution parallèle à celle de la personnalité.

Lorsque se déroule le mouvement dans son mode fondamental, il fait appel à deux formes de mécanique :

— L'une est particulièrement adaptée à structurer la forme du corps (tête et bassin s'orientent l'un vers l'autre, système droit, les voûtes des mains et des pieds se forment en sphères). Elle intéresse les unités de coordination les plus autonomes, les plus complexes, celles qui sont les points de départ du mouvement, qui sont neurologiquement les plus riches et qui portent les sens. Le mouvement d'enroulement resserre le corps sur lui-même, le concentre; le redressement l'équilibre. L'équilibre des tensions nécessaires à la stabilité donne une notion de détente et de bien-être. C'est cette structure de base que nous retrouvons dans l'enroulement du nourrisson dans les bras de sa mère. Il est bien dans ses bras comme il était bien *in utero,* comme il est bien dans son propre corps orienté, axé et en équilibre stable.

Dans le développement, les caractères structurants se préciseront, deviendront plus complexes, mais ils conserveront toujours les mêmes bases du bien-être en soi. Ce sont les conséquences immédiates et indissociables de la forme mécanique du mouvement.

— L'autre forme de mécanique, prenant appui sur la structure de la première, modifie les rapports entre les éléments essentiels, elle les met en relation.

La modification de la tension entraîne un mouvement de torsion, système croisé et unités transitionnelles. Il modifie la forme du corps et par là même la relation entre tête et bassin, mains, pieds (exemple : debout, assis, replié sur soi). En conséquence, les rapports sensoriels deviennent différents (exemple : œil-main, regarder sa main; main-oreille, écouter le diapason).

Ce mouvement partant de l'enroulement s'oriente vers le dehors puis revient à l'enroulement. Il véhicule les données de la relation (perceptions, motivations...).

Nous avons vu que le corps était un volume sous tension. Or, selon la localisation, l'orientation, l'intensité et les qualités des tensions (statique, dynamique, chargées d'images d'ordres différents), le corps est soit dans des conditions de structure (tension portant sur les enroulements, orientés vers le dedans), soit dans des conditions de relation (tension portant des torsions, orientées dedans-dehors, dehors-dedans). Les qualités sensitives et sensorielles participent à ce mouvement. Les tensions ne peuvent être uniquement musculaires, la tension nerveuse accompagne, conduit la tension musculaire; les sensations couplées avec la motricité sont véhiculées par la tension neuro-motrice qui les assemble et les concentre; elles peuvent se condenser en une synthèse, donc en une forme plus complexe, et ainsi se complexifier de synthèse en synthèse.

Les tensions peuvent être chargées des perceptions « du corps en train de vivre », de se comporter; ainsi dans la mémoire, toutes les expérimentations passées du corps s'enrichissent de l'expérimentation présente, les images de soi s'assemblent en des synthèses de plus en plus complexes. Le « je » que ressent le nourrisson lorsqu'il se découvre comme une unité séparée de sa mère est une synthèse résultant déjà de toute une quantité d'images de synthèses progressivement de plus en plus évoluées.

Comment partant de là peut se construire la relation à l'autre ? Le sujet perçoit les tensions et leurs variations. Et de la même façon que les sens qui s'adaptent aux vibrations extérieures pour les connaître, il adapte ses tensions à celles de l'« Autre ». Il peut ainsi connaître et participer à l'état intérieur de celui-ci. La manière dont un sujet est amené à se modifier pour participer à l'« Autre » lui fait en même temps connaître l'« Autre » et se connaître lui-même, connaître sa propre manière d'être, ses propres possibilités.

Ainsi tout comportement physique, tout jeu moteur agi avec un autre, ont pour base la relation qu'ils produisent. Tout mouvement est une modification de la tension; s'adapter au mouvement d'un « Autre » suppose une adaptation globale de l'individu.

Dans les traitements psycho-moteurs, la coordination motrice est le support de la relation; son intérêt thérapeutique est de pouvoir par une action très définie sur la motricité, agir sur la forme et la quantité des tensions, sur la perception du vécu, construire ou modifier les structures du moi.

C'est dans ce sens et partant de la coordination motrice que sont orientées nos observations.

D. — LES DEUX ASPECTS DU MOUVEMENT ET L'AUTONOMIE DE LA COORDINATION MOTRICE

En fonction des deux aspects que contient le mouvement vécu, nous pouvons les examiner en les dissociant, donc en envisageant, soit le mouvement fondamental, soit le mouvement personnalisé, motivé. Ceci nous permet de voir comment se construit le deuxième par rapport au premier. Nous pouvons examiner :

— le mouvement fondamental;

— l'appareil spatio-temporel — notion d'espace, de temps, association motricité-sens;

— ce que nous pourrons sans doute appeler un appareil relationnel : structure de soi, capacité à la relation et ceci associé au développement sexuel.

Cette analyse nous permet d'observer la part d'apprentissage et donc la part de liberté. En fait, seul le mouvement fondamental donné par la nature est acquis spontanément. Il donne donc à l'individu un corps correctement organisé, une structure spatiale et temporelle, une notion de soi et de relation à l'autre. Pendant son premier développement, l'enfant va conquérir ces notions que construisent en lui ce mouvement fondamental.

Pourtant, il reste toujours libre de ne pas l'accepter, de ne pas l'utiliser. Toute la liberté d'expérimentation laisse le sujet libre d'utiliser ou non les aspects du mouvement qui constituent la structure de son être, il peut s'en servir d'une manière quelconque, de sa manière à lui. Il peut même détériorer sa mécanique. Il peut ne pas utiliser son système droit, ses éléments structurants; or ces sujets présentent des troubles importants de la personnalité. Il peut ne pas utiliser son système croisé, ses éléments dynamiques, ces sujets présentent des troubles importants de la personnalité d'ordre relationnel.

Si un sujet a un trouble mécanique, habituellement sa structuration spatiale et temporelle est perturbée, et, s'il n'a pas pu compenser suffisamment, des troubles ou des difficultés sur le plan de la personnalité et de la relation peuvent se constituer. Lorsque le développement de la motricité est normal, l'enfant s'exerce en fonction des conditions qui lui sont données extérieurement et c'est ainsi que la forme d'expérimentation personnelle, propre à son milieu, lui permettra de développer certains caractères plus que d'autres. Il développera donc en fonction de son exercice : la finesse, l'habileté, la puissance de sa mécanique. Il pourra utiliser ses possibilités au fur et à mesure qu'elles sortiront du syncrétisme infantile;

— il exercera dans le milieu, à propos de travaux et de jeux ses possibilités à conceptualiser l'espace-temps;

— il assurera sa maturation progressive par l'initiative, la découverte de ses moyens, l'affrontement au milieu;

— il apprendra à modifier ses réactions, à s'adapter à l'autre pour le comprendre, exerçant ses facultés de relation. C'est dans cet ensemble que se développent de pair la motricité et la personnalité.

Toute cette part d'apprentissage s'exerce entre les deux aspects du mouvement : les possibilités qui sont données par le mouvement fondamental et ce qu'il en fait dans son mouvement personnalisé. Le fait d'avoir au départ tous les moyens en lui, montre que la coordination est autonome. Elle construit et sert le psychisme.

Si pour des raisons quelconques, définitives ou même temporaires, l'apprentissage de la coordination motrice a été perturbé, la structuration de l'espace-temps, la personnalité et la notion de relation à l'autre n'auront pu se développer normalement, toutes les normes du « mouvement global » auront été modifiées. Aussi pour qu'une récupération puisse être valable, elle devra restituer au sujet toutes les composantes du mouvement, telles qu'elles auraient dû être vécues au moment même de l'atteinte. C'est ainsi que cette étude analytique de la coordination peut permettre de déclencher de l'extérieur le mouvement coordonné permettant de faire revivre au sujet dans une synthèse toutes les perceptions proprioceptives et sensitives liées au mouvement, celles-ci étant placées dans une découverte progressive de l'espace-temps et dans une relation lui donnant le moyen de développer à travers le mouvement la base « vécue » de la personnalité.

CONCLUSION

En étudiant les problèmes que nous ont posé, au cours de notre expérience, les différentes atteintes mécaniques et psycho-motrices, nous avons pu constater qu'il nous était possible d'aborder ces cas différents partant d'un moyen unique, le mouvement fondamental dans la coordination motrice, à condition de l'utiliser à partir de l'un ou l'autre de ses aspects, mécanique, spatio-temporel ou relationnel.

L'étude que nous faisons ici est particulièrement mécanique mais elle laisse poindre sans cesse tous les aspects psycho-moteurs avec lesquels elle interfère. Si l'introduction nous a conduits à l'étude de la coordination motrice, nous voudrions qu'à son tour la conclusion ouvre une voie de recherche; la coordination motrice, à travers les aspects organisés et complexes de sa mécanique, est un axe autour duquel s'élabore la pensée et se construit la personnalité.

Le champ de mouvement de l'homme, fondé sur des mécanismes en ∞ enchevêtrés permet une variété infinie de mouvements.

Le mouvement que dessine chaque unité de coordination forme un volume en ∞. Ce volume possible du mouvement de chaque unité de coordination est très précis et spécifique. Or, chacun de ces volumes s'accorde dans des conditions très définies au précédant et au suivant. Le ∞ de l'unité-tronc, très complexe, rassemble et organise les ∞ des membres. Lorsque chacune des unités utilise entièrement son champ de mouvement, le champ de mouvement de l'ensemble du corps constitue un volume très défini, et construit sur un mécanisme très complexe. Ce mouvement peut être conceptualisé par un individu, mais il ne

semble pas qu'il soit possible de le réaliser dans les conditions de gestes spontanés.

Nous ne conceptualisons le mouvement « complet » que grâce à la mémoire, par assemblage des fractions multiples du mouvement perçues par l'expérimentation. C'est pourquoi il serait intéressant de tenter de le réaliser expérimentalement.

L'étude de la coordination motrice semble pouvoir ouvrir des voies de recherche sur l'organisation de l'espace-temps.

Le mouvement, complexe dans sa mécanique et se traduisant par des formes complexes, est toujours vécu dans un climat affectif particulier à la personne et au moment dans le temps. Tous les aspects du mouvement sont toujours vécus globalement, mais on peut y distinguer plusieurs niveaux :

Lorsque nous levons les bras en avant, comme pour essayer l'ampleur d'un vêtement, nous avons une *sensation* musculaire, articulaire. Lorsque nous observons *l'espace,* c'est la courbe tracée par le mouvement des bras que nous regardons, et si nous prenons un enfant dans les bras, ce même geste nous met dans une *relation à l'autre*. Ces trois aspects sont toujours présents simultanément dans ce geste, mais celui qui répond à la motivation actuelle s'éclaire particulièrement alors que les deux autres sont mis en veilleuse.

Par exemple, lorsque nous ouvrons largement les bras pour saisir un énorme paquet, c'est le volume dans l'espace qui retient notre attention, mais il n'exclut pas la sensation estompée mais présente de l'aisance des épaules dans le vêtement, ni la perception de la présence de l'enfant qui a marqué le mouvement arrondi de nos bras. Ces trois aspects du vécu se superposent.

Ainsi se construisent et se transforment pour évoluer tous les aspects du mouvement, mêlant les sensations présentes et passées. Le fait que nous agissons avec une intention, consciente ou inconsciente, valorise l'un des trois plans prédominants et nous donne l'impression que ce plan est unique, mais il n'est que prédominant.

C'est donc une *quantité* de sensations et perceptions revécues dans le souvenir qui existent en même temps dans le geste vécu en ce moment.

Si nous examinons cet état multiple, nous voyons qu'il est lié, sur le plan mécanique à la qualité de la *dissociation* (dissociation étant pris dans le sens de différenciation). Le jeune enfant a un geste imprécis, sa maturation et son expérimentation ne permettent pas les différenciations fines qui sont nécessaires, les associations complexes. Toute la richesse du mouvement est là : dissocier très finement les sensations des muscles, des faisceaux musculaires, l'étirement de la peau, les moindres nuances des perceptions des sens, les états d'équilibre, les degrés de tension... Plus les perceptions sont fines, plus elles sont nombreuses et nuancées, et plus les *associations* peuvent être complexes, précises et riches. C'est bien la différence entre l'outil élémentaire et l'appareil de précision.

L'état dans lequel le mouvement est vécu étant « multidimensionnel », les perceptions peuvent s'organiser selon leur quantité d'une façon plus ou moins dense. La *densité* est particulièrement relative à l'état de tension qui les unit et il semble qu'une tension plus grande unisse *davantage* de perceptions dans un espace et une durée plus condensés, construisant des assemblages qui permettent sans doute d'unir des éléments multiples en *associations* complexes, en *ensembles* organisés, voire même en constituant des états nouveaux, résultat de *synthèses*.

Les différentes perceptions plus ou moins fines, plus ou moins organisées en ensembles sous forme de sommes ou de synthèses, se traduisent par des *niveaux de conscience* plus ou moins évolués. Par exemple, la conscience élémentaire formant l'image non réfléchie que nous avons de notre corps lorsqu'il « fonctionne » harmonieusement. Ou encore à un niveau de conscience plus évolué, nous percevons des assemblages complexes

sans pouvoir analyser comment ils se sont construits, ainsi le fait d'être axé par le système droit séparant les deux côtés (système croisé) nous fait nous percevoir comme latéralisés, formés de deux côtés juxtaposés ou interférents; d'ailleurs ceci s'assemble à l'image d'unité organisée se repliant globalement sur elle-même et nous fournit probablement les images du simple, du double, et du multiple.

La connaissance intellectuelle lorsqu'elle se transpose dans le vécu du corps, répond à une conscience plus évoluée; les possibilités se différencient et s'élaborent au cours du développement. Lorsque les fonctions instrumentales parviennent à maturité, elles sous-tendent les mécanismes de réflexion qui donnent accès à une conscience supérieure, celle de s'apercevoir de sa personnalité, de prendre du recul pour un auto-jugement.

En même temps que se développe la conscience, une augmentation de la tension semble pouvoir organiser les assemblages de perceptions sur un mode de plus en plus complexe, formant de nouvelles synthèses qui permettraient de participer à l'élaboration de la réflexion, de l'intelligence, de la personnalité.

Il est permis d'émettre l'hypothèse que l'évolution constante des tensions maintienne en permanence une rééquilibration dynamique de la coordination motrice au même titre qu'est maintenue l'homéostasie chimique.

Si nous reprenons les caractères multiples, dissociés, fins et que nous les envisagions à propos de cette rééquilibration, nous pouvons penser que la dissociation augmente le nombre des foyers de rééquilibration, et que celle-ci va donc être non seulement *plus fine* mais *plus rapide*. La dissociation augmente la *vitesse* de rééquilibration.

La maturation et l'expérimentation permettent de plus en plus de dissociation, de vitesse de rééquilibration, de tension. L'augmentation de la tension serait conséquence de l'accélération permettant à l'homme une concentration de plus en plus importante, ce qui donnerait la possibilité d'assemblages plus évolués et éventuellement des synthèses permettant de changer certains états en fonction du choix, de la réflexion.

Nous avons trois plans de réflexion : la *mécanique*, l'*espace-temps*, la *relation à l'autre*.

Si nous avons été amenés à les considérer

comme solidaires, c'est par expérimentation. En effet, il est facile de concevoir chez le nourrisson l'aspect global du mouvement, il ne différencie pas « lui » et sa « mère », pas plus que l'objet que son grasping lui permet de tenir. Pourtant, dans la rééducation de cas graves, au stade où le sujet n'est plus capable de constituer des compensations qui auraient été inaperçues pour nous, nous sommes amenés à nous apercevoir que la détérioration d'un des aspects détériore aussi les deux autres.

Si nous observons une atteinte portant sur la *forme du corps lui-même,* un scoliotique grave par exemple, s'il est atteint avant que se construisent les images spatiales, d'axe, de rectitude dans son corps, il ne peut devenir droit par manque de représentation de la rectitude au niveau de son espace moteur, de son schéma corporel. Il le sait intellectuellement par la vue, il ne le conçoit pas dans son corps.

L'essentiel de sa rééducation sera non seulement mécanique, mais devra lui constituer des images vécues d'axe, de symétrie. L' « autre » dans sa relation a été vécu comme témoin de sa détérioration, il faudra qu'il partage la découverte de son nouveau corps axé et symétrique pour que son propre corps puisse être assumé normalement.

De même, lorsqu'un enfant présente des troubles dans le plan *spatio-temporel,* certains aspects du mouvement capables de construire les images spatiales ou temporelles ne sont pas utilisées, il fait ses gestes « autrement », sans passer par les normes de la coordination. Il faut donc lui faire découvrir les aspects de sa mécanique porteurs de ces notions spatiales et l'exercer à les utiliser pour découvrir le milieu extérieur. L' « autre » aura été vécu à travers des images insuffisantes et à l'intérieur de lui-même d'ailleurs, il ne pourra avoir toute la richesse que portent les notions d'être dans une relation à soi, un espace construit.

Ces aspects relationnels seront essentiels dans la restauration d'un trouble de l'espace-temps.

Lorsqu'un enfant présente des troubles de la personnalité, ceux-ci peuvent porter plus particulièrement sur la structure de soi, comme l'insuffisance de la notion d'unité, de la concentration, de la capacité de percevoir, et d'utiliser ses moyens d'expression, de relation. Parallèlement, certains aspects du corps sont insuffisamment utilisés, tels que les niveaux d'enroulement, l'équilibre musculaire qui est limité ou détérioré, la tension insuffisante ou nulle. Ils sont souvent liés à des troubles de la structuration spatiale.

Les troubles peuvent aussi prédominer sur la relation à l'autre, la réponse de l'autre n'ayant pu être reçue, les niveaux de relation sont pauvres. Dans le corps lui-même, le mouvement est totalement insuffisant, les images ne s'y sont pas construites. L'enfant peut être hypotonique, ne pas utiliser sa bouche, faire avec les mains et les pieds des mouvements incoordonnés. Son corps n'est pas utilisé comme organisé mais d'une manière anarchique qui va avec une incapacité psychologique ou un refus de « bien-être ».

Dans ces cas, l'essentiel d'une rééducation portera sur la relation, à travers laquelle se découvrira le corps dans ses sensations coordonnées, avec les notions qu'il porte, l'espace-temps qui le construit dans une relation à soi et la conquête de cet espace à découvrir qu'est l'autre dans ce jeu de relation.

Ainsi à une époque où les problèmes de la psycho-motricité et de la personnalité prennent une place essentielle, il semble que l'importance de la recherche doive porter sur cet aspect primordial du corps « organisé » que structure la coordination motrice, et par là, permettre de découvrir et de préciser les mécanismes qui, construits dans le corps, aboutissent à la pensée, à la personne.

INDEX ALPHABÉTIQUE DES MATIÈRES

TABLE DES MATIÈRES

ACHEVÉ D'IMPRIMER
SUR LES PRESSES DE
L'IMPRIMERIE ORIENTALISTE
À LOUVAIN, POUR PEETERS-FRANCE, PARIS
LE 25 MAI 1986

Dépôt légal: mai 1986